本书出版获得国家社会科学基金青年项目
“基于健康差异的农村老年人医疗服务利用研究”
（项目编号：15CGL069）和
福建省“双一流”建设公共管理高原学科建设项目
（项目编号：122-712018020）的资助

福建农林大学公共管理研究丛书

基于健康差异的
农村老年人医疗服务利用研究

The Utilization of Medical Services for the Elderly in Rural Areas
Based on the Perspective of Health Differences

林晨蕾 ◎ 著

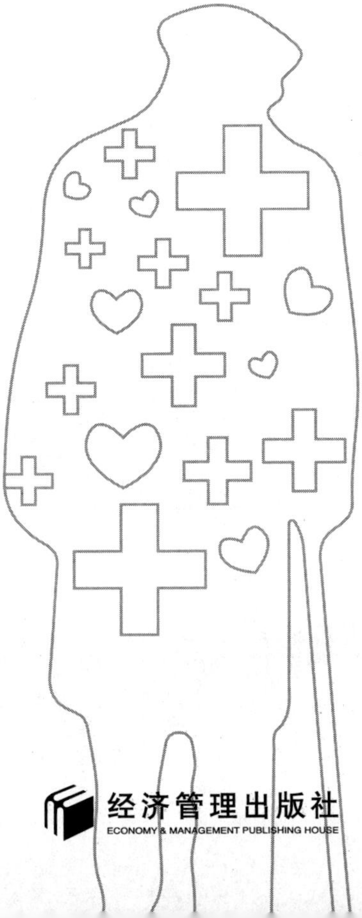

经济管理出版社
ECONOMY & MANAGEMENT PUBLISHING HOUSE

福建农林大学公共管理研究丛书

福建农林大学公共管理研究丛书
总　序

党的十九届四中全会将“坚持和完善中国特色社会主义制度、推进国家治理体系和治理能力现代化”列为全党的一项重大战略任务。这为中国公共管理学科的发展提供了新的历史性机遇，也对公共管理理论研究和实践总结提出了新的期待与要求。作为国家治理体系的重要组成部分，有效的乡村治理体系是乡村振兴的重要保障。在加快推进乡村治理体系和治理能力现代化过程中，党和政府提出一系列新理念新思想新战略，乡村发展也面临重大理论与实践新问题，并将产生大量公共管理实践新经验，亟待农林院校公共管理学科的参与解释、总结和探索。

公共管理是一门综合性与应用性很强的交叉学科。在新时代背景下，福建农林大学公共管理学科建设，既要符合主流公共管理学的话语、理论和学科的建构要求，也要立足地方院校的现实基础，更要突显农林背景的行业特色，稳扎“三农”问题研究“主战场”，从中国乡村振兴实践创新提炼、全球乡村治理趋势应对和多学科融合发展等维度，探讨公共管理学科在特定区域和具体领域的创新发展路径，以有效回应新时代农业农村发展重大需求，更好应对乡村社会转型和城乡融合发展趋势，为区域乡村振兴提供强有力的智力支持。

经过近二十年的发展，福建农林大学公共管理学科取得了长足的进步，先后被评为福建省重点学科、福建省高原学科，当前正朝着农林特色鲜明，在全国同类院校、省内同类学科中位居先进水平的目标方向而努力。

我们以“顶天立地”为研究取向，努力把握公共管理学科前沿问题和乡村发展趋势，同时面向区域农业农村发展现实需求，并根据本学院的学科基础以及教师研究专长，精心组织“公共管理”研究丛书选题，涵盖农村经济、社会、政治、文化和生态等领域的治理问题。为确保研究成果的时效性，以及内容观点的深入可靠，本丛书根据研究进度分期分批出版。第一批付梓出版《农民工回乡建房及其福利效应》《中国农村土地制度变革的法理检视与调适策略》《乡村振兴法治保障研究》《台湾海峡海洋环境保护两岸合作法律机制研究》《林业专业合作社利益分配研究——以福建省为例》《中国渔业组织演化、效率及发展对策研究》等，后续选题著作也将在近期一一出版。

在研究过程中，我们广泛采用公共管理及其他学科的研究工具和方法，以期与同行学界沟通对话，并立足农林高校特色和优势，试图推动乡村治理研究范式、理论建构和实践创新，以乡村治理研究成果丰富中国特色公共管理学科的内涵。我们秉承“把论文写在田间地头”的理念，直面乡村治理新场景、新实践、新问题，并在农村实际场域中校正研究视角和价值取向。我们不仅开发利用了国家农业农村部“农村固定观察点”积累了三十多年的面板数据，而且还组织师生深入农村一线，持续开展实地调查和入户访谈；既如实反映农村实际和农民呼声，也客观评价政策的实施效果，还提出了一系列有针对性的对策建议，希望助力乡村治理体系和治理能力现代化，为实施乡村振兴战略贡献我们的智慧。

郑逸芳

2019 年 11 月

前　言

居民健康问题和医疗卫生事业一直是政府、学者和民众关注的焦点。当前中国老龄人口规模日益庞大，相对城市，农村老龄化的速度较快。老龄人口数量的增多对医疗服务与健康的影响十分显著，老年人身体机能逐渐退化，患病率与发病率明显上升，总体健康水平下降，导致他们对医疗服务的需求、利用显著增加，由此进入了医疗服务需求与利用的高峰期。相对于城镇而言，农村老年人面临医疗资源配置不足、农村医疗保障水平弱、农村老龄人口收入水平低等困境，从而导致农村老年人口在医疗服务需求方面呈现出高需要、低需求的矛盾状态，应就诊而未就诊、应住院而未住院的现象普遍存在，医疗服务利用率偏低，严重影响了农村老年人的健康状况。政府有责任确保农村老年人的医疗服务需求有效得到满足，充分提高医疗服务利用率，切实减轻患者经济负担，逐步提高农村老年人的健康水平。

随着中国社会的不断变迁和发展，农村老年群体的健康已经产生比较明显的差异化。党的十八届三中全会提出要构建公平和可持续的社会保障制度。伴随着我国城镇化进程的不断推进，逐渐消除社会保障的城乡二元割裂状态，实现城乡医疗保险统筹发展已是迫在眉睫。但需要注意的是，这里的“统筹”并不等于“消除差别，完全统一”。因此，在这样的背景下，随着人口老龄化进程的加快，针对不同健康状况的农村老年群体该如何分类指导，确保农村老年人充分利用医疗服务、改善农村老年人的健康状况显得尤为迫切。本书利用 2015~2016 年福建省农村老年人的问卷调查数据，从理论和实证上回答了关于农村老年人健康与医疗服务利用的三个关键性问题：①农村老年人健康指标的构建与健康如何分类？②对于不同健康等级农村老年人而言，影响他们就诊决策、医疗支出以及就诊机构选择的因素是否有差异？③不同要素对农村老年人门诊与住院服务利用的影响是否一致？本书的主要研究内容和分析结论如下：

研究内容一：农村老年人健康测度与健康分类。

本部分先对农村老年人的日常生活能力、认知能力与慢性病患病情况三个维度的现状进行描述性统计分析。研究结论表明，目前大部分农村老年人在日常生活能力和认知能力方面都有不同程度的功能障碍，而且有74.87%的老年人患有慢性病，农村老年人的健康现状不尽如人意。在此基础上，运用日常生活自理能力（Activities of Daily Living scale，ADLs）、日常生活活动表（Instrumental Activities of Daily Living scale，IADLs）、认知能量表（Mini-Mental State Examination，MMSE）三个指标，利用聚类分析方法将老年人分为三类健康等级：健康等级Ⅰ为健康状态最差，健康等级Ⅱ为健康状态中等，健康等级Ⅲ为健康状态最佳。分类结果与老年人患慢性病种数作对比，证明分类结果的科学性。通过比较发现，在个人特征方面，不同健康等级老年人在数量分别上具有明显的差异。总体而言，在所有样本中，50~59周岁老年人健康状况最好，男性的健康状况不如女性，未婚老年人健康优于已婚老年人，高学历的农村老年人健康水平总体优于低学历老年人。

研究内容二：健康差异视角下农村老年人的就诊决策与医疗费用支出的影响因素分析。

新型农村合作医疗（以下简称新农合）分级报销部分指标、交通距离、家庭收入、健康等级等因素通过显著性检验。但在分样本群体中，无论是门诊还是住院选择，级别最低的医疗机构的报销补偿对农村老年人就医选择的影响不存在健康差异，但是高级别医院的报销补偿与补偿封顶线对健康状况较差的老年人的影响较大。交通距离对健康状况好的老年人影响显著。但是在门诊治疗和住院治疗的选择上还是有一定区别：门诊分级报销比例对老年人门诊治疗决策的影响较为一致，但在住院分级报销中，乡级医院与县级医院补偿比例的提高能显著增加老年人住院治疗的概率，可对县外医院补偿比例的影响并不显著。此外，性别与家庭收入对不同健康等级老年人门诊与住院的就诊决策中的影响也有区别。

在医疗支出方面，从总体上看，健康等级、门诊次数（住院天数）、高科技医疗检查、就诊单位、新农合分级报销部分指标对农村老年人门诊与住院服务费用支出的影响显著。但级别稍高的医疗机构补偿倾斜对老年人门诊支出的影响更大，而对住院支出的影响则相反，级别低的医疗机构补偿倾斜对老年人住院支出的作用更大。在分样本群体中，低级别门诊医疗机构报销比例对身体健康的老年人作用较大，而稍高级别门诊医疗机构报销比例则对健康状况差的老年人影响显著，这有可能是由医方供给诱导需求造成的。但是，低级别住院医疗机构报销倾斜对所有健康等级老年人的医疗支出都有显著影响，这可能是医疗有效消费不足或被抑制的释放。高科技检查、就诊机构显著影响到绝大部分农村老年人的门诊和住院医疗支出，这些是当前城乡医疗资源配置会影响老年人医疗服务利用的有力证据。

研究内容三：对健康差异视角下农村老年人的就诊机构选择的影响因素分析。

在全样本中，就医环境、新农合补偿机制、健康等级是影响农村老年人选择门诊和住院医疗机构的重要影响因素。医疗设备都正向显著影响农村老年人门诊及住院医疗机构的选择行为。身体越不健康的老年人，更倾向于选择级别高的医院进行门诊或住院治疗。交通距离对患者门诊机构选择影响不显著，但对住院机构的选择影响显著。门诊医疗机构补偿机制可以吸引老年患者尽可能地到基层医院就医，而住院医疗机构补偿机制中，虽然乡级医院补偿措施可以促进农村老年人到基层医院就诊，但是如果县级医院或县外医院的补偿比例有所提高，患者更倾向于选择县级医院或县外医院就医。

从分群体的回归结果来看，总体而言，就医环境对健康状态不佳的老年人就诊机构的选择作用更大。在新农合补偿机制方面，分级报销比例与门诊封顶线对不同健康等级的老年人在门诊机构的选择上产生不同的显著作用，可以说新农合门诊补偿机制能促进农村老年人较为合理地利用基层医疗资源。但在住院报销补偿中，虽然在高级别医院，补偿比例与住院封顶线补偿的提高对不同健康等级的老年人住院机构在选择上产生不同影响，但基层医院报销比例倾斜只能促进健康状况不佳的老年人“就近就医”。说明新农合补偿机制没能促进健康的老年人更多地利用基层住院服务，而是更倾向于选择县级医院接受住院治疗。此外，家庭结构因素与个人特征对门诊与住院机构选择的影响也不尽相同。

虽然已有的文献也不乏对农村老年人健康评价的研究成果，但多是定性分析与描述，比较少用计量经济学的方法对他们的健康状况进行量化。另外，以往有关农村老年人医疗服务利用的研究更多地从性别、城乡差异等角度入手。医疗服务作为一种特殊的商品，个体利用医疗服务是根据健康需求而定的，但是不能忽视如今农村老年人的健康存在差异。本书以微观调研数据为基础，运用聚类方法对农村老年人的健康差异进行度量，构建了从健康差异的角度分析农村老年人医疗服务利用的分析框架，可为今后其他社会群体的医疗服务利用评价提供一个分析思路。

关键词：健康差异，农村老年人，医疗服务利用，新农合，医疗资源

PREFACE

Health care and residents' health are one of the most important issues that concerned by the government, scholars and the public for a long time. At present, China's aging population become larger. And compared to cities, the aging in rural areas is faster. The increasing number of the elderly population has a significant impact on medical care and health. As the physical function of the elderly gradually deteriorates, the morbidity and incidence rates rise significantly and the overall health level drops, which leads to a significant increase in their demand and medical care utilization, thus entering the peak period of demand and medical care utilization. However, compared with cities and towns, the rural elderly is faced with such difficulties as insufficient allocation of medical resources, weak rural medical security, and low-income level of rural elderly population, which leads to a contradictory state of high requirement and low demand for rural elderly population in terms of medical care. And the phenomenon that should see a doctor but not see a doctor, should be in hospital but not in hospital is common. Moreover, the low utilization rate of medical care seriously affects the health status of the rural elderly. Therefore, the government has the responsibility to ensure that the elderly residents make full use of medical services, that their effective needs are met, that the economic burden caused by diseases is not too heavy, and that the health conditions of the rural elderly are gradually improved.

At the same time, with the continuous changes and development of Chinese society, the health of elderly groups in rural areas has been significantly differentiated. The Third Plenary Session of the 18th CPC Central Committee also proposed to establish a fair and sustainable social security system. Therefore, with the acceleration of China's urbanization process, it is extremely urgent to coordinate urban and rural medical security systems. However, it should be noted that the "coordination" here does not mean "to eliminate the difference to achieve complete unification". Therefore, under this background, with the acceleration of the aging population process, it is particularly urgent to give classified guidance to rural elderly population with different health conditions to ensure that rural elderly people make full use of medical services and their health conditions are improved. This paper, using the data from the questionnaire survey of the rural elderly in Fujian province from 2015 to 2016, answers four key questions of utilizing health and medical care utilization for the rural elderly theoretically and empirically. And these three key questions are "How to establish the health indicators and classify health conditions of the rural elderly?" "What factors affect medical decision - making、 medical care expenditure and the choice of medical institutions for the rural elderly? Are there any health differences?" "Are there any differences in the influencing factors of the utilization of outpatient and inpatient medical services for the rural elderly with different health levels?" And the main research contents and analysis conclusion of this paper are as follows:

The first research content: health measurement and health classification of the rural elderly.

In this part, this paper first conducts a descriptive statistical analysis of the three dimensions of the rural elderly, including the ability of daily living, cognitive ability and chronic diseases situation. The results showed that most of the elderly in rural areas have different degrees of dysfunction in their daily living ability and cognitive ability, and 74. 87% of the elderly have chronic diseases. Therefore, the health status of the elderly in rural areas is not satisfactory. And on this basis, using the three indicators mentioned above, this paper classifies the elderly into three categories of health level by cluster analysis method. I means the worst health status is I, and II is the moderate health status, and III refers to the perfect health status. Through comparison, it was found that there were significant differences in the number of elderly people with different health levels in terms of personal characteristics. And the overall health status of the elderly aged 50-59 years was better than others; the health status of men is not as good as that of women; the health of unmarried old people is better than that of married old people; and the health level of the rural old people with higher education is better than that of the elderly with lower educational background.

The second research content: factors influencing medical decision-making and medical care expenditure for the elderly in rural areas based on health disparities.

In the first selection stage, some indicators of the new rural cooperative medical scheme reimbursement, transportation distance, household income, and health grade have passed the significant test overall. In addition, from the perspective of health disparities, there are no health disparities exist in the impact of reimbursement or compensation of the lowest-level medical institutions on the medical treatment choice for the rural elderly people, whether they choose outpatient or inpatient treatment. While the reimbursement ratio and compensation cap lines at higher-level hospitals have a bigger impact on the elderly who are in poor health. However, there is still a certain difference between outpatient treatment and inpatient treatment: for the elderly, the effect of graded reimbursement ratio on the decision in terms of outpatient treatment is consistent. And the increase of the reimbursement ratio of the township hospital and the county hospital in the graded reimbursement for inpatient treatment can significantly promote the probability of hospitalization for the elderly. But the effect of reimbursement ratio outside county hospitals is not significant.

In the second stage, in terms of medical expenditure, Overall, the health grade, the number of out-patient visits (hospitalization time), high-tech medical examinations, choice of health institutions, and some indicators of the compensation mechanism of the new rural cooperative medical insurance have a significant impact on outpatient and inpatient treatment expenses of the elderly, but the compensation preference of medical institutions with higher level has a greater impact on outpatient treatment expenses of the elderly. While the impact of compensation preference on the inpatient treatment is opposite. The compensation tilt of medical institutions with lower level has a greater impact on the hospitalization expenses of the elderly. In addition, through the analysis of group differences, this paper finds that the reimbursement ratio of the low-level outpatient medical institutions has a greater effect on the elderly who are in good health, while the reimbursement ratio of the higher-level outpatient medical institutions has a significant impact on the elderly with poor health, which may be caused by the medical needs that induced by supplier-reduce demand. However, the reimbursement preference of low-level inpatient medical institutions has a significant impact on the medical expenditure for the elderly at all health levels, which may be the release of insufficient or restrained effective medical consumption. And the high-tech examination and medical institutions obviously affect the outpatient and inpatient medical expenses of the majority of the rural elderly, which are strong evidence that the current allocation of urban and rural medical resources will affect the utilization of medical services for the elderly.

The third research content: the influencing factors of selecting medical institutions for the rural elderly based on health differences.

Research shows that the hospital environment and the compensation policy of the new rural cooperative medical insurance are important factors that influence the choice of outpatient and inpatient medical institutions of the rural elderly. And medical equipment has a significant positive effect on the choice of outpatient and inpatient medical institutions of the rural elderly. The distance has not significant effect on the choice of outpatient institution, but it has great effect on the choice of inpatient institution. The compensation mechanism of outpatient medical institutions can attract elderly patients to the basic level hospitals as much as possible. In the compensation mechanism of inpatient medical institutions, although the compensation measures of township hospitals can promote the rural elderly to seek medical treatment in the basic level hospitals, patients are more inclined to choose county-level hospitals or out-of-county hospitals for medical treatment if the compensation proportion of county-level hospitals or out-of-county hospitals has been improved.

According to the regression results of the group the medical environment plays a greater role in the choice of medical institutions for the elderly with poor health. And in terms of the compensation mechanism of the new rural cooperative medical insurance, the graded reimbursement ratio and the ceiling of outpatient services have different significant effects on the selection of outpatient institutions for the elderly with different health levels. It can be said that the compensation mechanism of the new rural cooperative medical insurance promotes the rural elderly to make more rational use of the basic medical resources. However, in the hospitalization compensation, although the compensation ratio of high-level hospitals and the increase of the ceiling for inpatient treatment have different effects on selecting inpatient institutions for the elderly with different health levels, the reimbursement ratio in the basic level hospitals can only boost the elderly who are in poor health to "see a doctor nearby". However, the compensation mechanism of the new rural cooperative medical insurance fails to promote the elderly with good health to make more use of inpatient services in the basic level hospitals, and they are more inclined to choose county-level hospitals for inpatient treatment.

There are many research results on the health evaluation of the rural elderly in the existing literature, but most of them are qualitative analysis and description. It is relatively rare to quantify their health status by using econometric methods. In addition, previous studies on the utilization of medical services for the rural elderly are conducted from the perspectives of gender and urban-rural differences. There is no doubt that medical services as a special commodity, individual utilization of medical services is based on their health needs. But we should not ignore the differences in the health conditions of the rural elderly today. Based on micro-survey data, this study uses cluster method to measure the health disparities among the rural elderly, and constructs an analysis framework for analyzing medical services utilization of the rural elderly from the perspective of health differences, which can provide a reference for other social groups to evaluate the utilization of medical services in the future.

Key Words: Health Disparities; Rural Elderly; Medical Service Utilization; The New Rural Cooperative Medical Scheme; Medical Resource

目　录

第一章　导　论

第一节　研究背景与问题提出

一、研究背景

健康权是人类发展的一项基本权利。世界卫生组织（WHO）于1946年首次在《世界卫生组织宪章》中明确界定健康权的含义，即享受最高而能获致之健康标准，是平等个体应享有的基本权利之一。基于此，1998年第51届世界卫生大会上，世界卫生组织指出“人人健康”是人类发展永恒的目标，并提出“21世纪人人享有卫生保健”的全球卫生战略。然而，健康状态的保持主要是通过医疗服务利用来实现的。因为医疗服务需求是一种源于健康需求的衍生需求，而健康的实现，主要有赖于健康获得途径——医疗服务利用的有效实现（Grossman，1972）。

在过去十年间，我国在改善人口健康方面获取巨大的成功，但与此同时，老年人口的规模日益庞大，2015年全国1%人口抽样调查主要数据公报，60岁及以上人口占16.15%，比2010年第六次全国人口普查（以下简称六普）上升2.89%；65岁及以上人口占10.47%，比六普上升1.60%。不仅如此，由于农村劳动年龄人口大量向城市转移和流动，农村地区的老龄化程度高于城市地区，人口老龄化“城乡倒置”现象凸显。六普数据显示，我国农村60岁及以上人口占14.98%，65岁及以上人口占10.06%，明显超过城市的11.48%与7.68%。老龄人口增多对医疗服务与健康的影响十分显著，老年人身体机能逐渐退化，患病率与发病率明显上升，总体健康水平下降，从而导致他们对医疗服务需求、利用显著增加，由此进入医疗服务需求与利用的高峰期（Gerdtham，1993）。相对于城镇而言，农村老年人面临医疗资源配置不足、农村医疗保障水平弱、农村老龄人口的收入水平低等困境，从而导致农村老年人口在医疗服务需求方面呈现高需要、低需求的矛盾状态，应就诊而未就诊、应住院而未住院的现象较为普遍，严重影响了农村老年人的健康状况（姚兆余，2014）。因而，人口老龄化速度的加快对我国城乡医疗服务体系与农村基本医疗保险提出新的挑战。

我国现行的农村医疗卫生服务体系始建于人民公社初期，到 20 世纪 70 年代基本建立起了覆盖整个农村地区的村、乡、县三级医疗服务网络。农村三级医疗服务网的建立使得我国农村居民能够获得基本的医疗服务，是很长一段时间内农村居民健康保障的重要支柱。但一直以来，我国的城乡医疗资源分布不公平，呈“倒三角”状态，即医疗资源主要集中于城市，而农村配置不足，有限的医疗资源过多地流向三级医疗机构，而且存在大医院看小病，基层医院资产闲置、生存艰难的问题（代英姿，2014）。由于我国城乡医疗资源配置差距明显，导致城乡居民在获取基本医疗服务上存在不公平现象。在理想状况下，一个好的医疗卫生服务系统应该在医疗筹资和医疗服务利用方面同时具有水平公平和垂直公平，但在实践中很难做到，但至少应该努力实现在医疗筹资方面的垂直公平，及在医疗服务利用方面的水平公平（高建民，2014）。根据 2009 年审议通过的《中共中央 国务院关于深化医药卫生体制改革的意见》（中发〔2009〕6 号，以下简称《意见》）。该《意见》明确提出了“保基本、强基层、建机制”的顶层设计，继续推进农村基层医疗卫生体系建设，建立国家基本药物制度，促进基本公共卫生服务逐步均等化，健全“以县级医院为龙头、乡镇卫生院和村卫生室为基础的农村医疗卫生服务网络”，完善基本医疗保障制度。2017 年 1 月，国务院发布了《“十三五”深化医药卫生体制改革规划》，强化医疗保险在现代医院管理制度、药品价格形成机制、分级诊疗制度等方面的核心地位与杠杆作用，并强调医保、医疗、医药联动改革的原则。在这样的发展格局下，医疗保险发挥着引导医疗、医药资源合理配置和科学使用的基础性作用。

为分散社会成员由于疾病风险所导致的经济损失，平滑由收入带来不同人群的健康与医疗服务利用差异，政府通过实施医疗保险实现医疗资源在个体间的公平配置。医疗保险通过对参保者的医疗费用进行一定比率的价格补贴，实则是一种对医疗消费的财务分担机制。医疗保险既可以为患者缓解疾病风险带来的经济损失，又可以使那些本来没有能力就医的人及时获得医疗服务（Arrow，1963）。Currie 和 Gruber（1996）指出，从经济学的角度来看，虽然对贫困家庭的直接收入补贴更有效率，但这些行为并不一定给受助者带来正确的健康习惯。而且个体收入能力贫困产生的健康产出不足往往使家庭陷入长期贫困。因此，医疗保险制度作为一项重要的制度安排，为保障公民健康权利应运而生，并在世界范围内广泛实行。20世纪 50 年代初，我国建立起农村合作医疗，但是，随着社会主义市场经济体制的确立以及改革的不断深化，农村合作医疗在控制道德风险、医疗需求以及资金筹集等方面存在的缺陷导致覆盖面急剧缩减，曾经被世界银行和世界卫生组织高度赞誉为“发展中国家解决卫生经费的唯一范例”的农村合作医疗制度面临解体的风险。2003 年国务院开始逐步在全国推行新型农村合作医疗保险（以下简称新农合）。新农合是由政府组织、引导、支持，农民自愿参加，个人、集体和政府多方筹资，以大病统筹为主的农民医疗互助共济制度，旨在防止因病致贫、因病返贫的问题，提高农村居民医疗服务的可及性，是政府改善农村居民健康公平性的重要举措。作为农村医疗保障制度的重要形式，新型农村合作医疗制度基本实现了农村地区的全面覆盖。截至 2015 年底，我国参加新农合人数为 6.7 亿人，参合率高达 98.80%①。

二、问题提出

诚然，新农合提高农村老年居民的医疗服务利用率，在促进了老年人及时就医、减轻医疗负担等方面起到了一定的积极作用（Yu et al.，2010；刘国恩，2011），增进老年人整体健康水平。但是，我们不能忽略的一个客观现实是，现阶段我国经济社会转型中的一个重要特征是分化和分层。由于居民在收入和医疗可及性等约束条件上的差异，不同人群之间存在明显的健康差异。早在 1980 年英国政府向国会提交 Black Report，该报告指出由于社会经济环境的差异导致不同社会阶层国民间健康水平的不同，即

① 资料来源：《2016 中国卫生与计划生育统计年鉴》。

社会健康差异现象。此后，健康差异问题引起各国学者的普遍关注以及对相关研究的广泛兴趣。已有一些文献分别从城乡（Ines Weinhold、Sebastian Gurtner，2014）、性别（宋璐，2010）、社会经济地位（顾和军，2011）等视角考察了农村老年人的健康差异。尤其是关于城乡老年人的健康差异受到各界广泛关注，由于当前不仅在产业格局、经济发展以及人口地域分布方面存在城乡二元结构，而且在社会地位关系方面同样存在二元身份的不平等，由此导致城乡老年人在健康、医疗服务的可及性方面存在着差异（李建新，2014）。总体而言，农村老年人的自评健康、认知功能和自评生活满意度均不如城镇老年人（曾毅，2010）。

需要注意的是，比起城乡老年人的健康差异，农村老年人群间的健康差异容易被国内学者所忽视。就健康需求较大而又处于相对弱势的农村老年人群而言，家庭收入的悬殊以及其他社会经济特征的差距很有可能引起健康水平的差异，农村老年人不同的健康水平意味着他们对医疗服务利用的程度不同。人口老龄化程度加深导致老年人慢性病患病率持续上升（Yang et al.，2008），相对于其他病患，慢性病患者更需要长期、系统、周期性的医疗服务。但有研究证明，新农合并未有效提高农村老年慢性病患者的卫生服务可及性（Shi et al.，2010）。中国老年社会追踪调查（2014）数据显示，城乡老年人中有 75.20% 自报患有慢性疾病，而新农合保大病的原则促使门诊报销比例较低，即使参加了新农合，患有慢性病的农村老年居民依然面临着沉重的医疗费用负担。可以说，农村老年人健康和医疗服务利用差异是客观存在的。由此引出一个重要问题，不同健康水平的农村老年人，其医疗服务利用存在哪些差异？除了收入等社会经济地位因素，医疗保险等变量对农村老年人医疗服务利用的影响在不同健康群体间又有怎样的差异？

党的十八大报告提出探索建立城乡统筹的居民基本医疗保险制度的要求，随着我国城镇化进程的加快，统筹城乡医疗保障制度已在不断推进。但需要强调的是，这里所指的“统筹”并不等于“消除差别，完全统一”，而是强调享有医疗保障的机会均等和自由选择（顾海，2014）。因此，在这样的背景下，随着人口老龄化进程的加快，针对不同健康状况的农村老年群体该如何分类指导，确保农村老年人充分利用医疗服务、改善农村老年人的健康状况显得尤为迫切。

为此，本书以健康差异为切入点，研究的主要问题有以下三点：①农村老年人健康指标的构建与健康如何分类？②对不同健康等级农村老年人而言，影响他们就诊决策、医疗费用支与就诊机构选择的因素是否存在差异？③不同要素对农村老年人门诊与住院服务利用的影响是否一致？针对以上三个主要问题，本书将以医疗服务利用为主线，以微宏观数据和计量分析为基础，对农村老年人医疗服务利用进行理论和实证研究，涉及对农村老年人健康的度量。从健康差异角度考察了新农合补偿机制、医疗服务可及性等要素对不同健康水平的农村老年人医疗服务利用的影响，试图解释不同健康水平农村老年人医疗服务利用的微观机理，明确其中的政策含义。

第二节　研究目标与研究意义

一、研究目标

我国农村医疗卫生事业发展至今，农村居民在医疗服务利用方面存在不同的差异，尤其对农村老年群体而言，在老龄人口规模日益庞大的背景下，如何有效保障不同健康水平的农村老年居民的身心健康显得十分重要。本书的研究重点并不是农村老年人之间的健康差异有多大，该如何缩小他们之间的差距。而是根据科学指标对老年人的健康状况进行区分，分别对他们的医疗服务利用状况进行分析，找出不同健康等级农村老年人利用医疗服务的区别，考察新农合补偿机制如何影响他们医疗服务利用，结合现实为制度设计提供依据与参考。

主要包含以下几个研究目标：

目标一：以健康需求和医疗服务利用理论为基础，构建基于健康差异的农村老年人医疗服务利用的理论分析框架，确立研究假说和研究方法。

目标二：在宏观数据与微观调研数据描述分析的基础上，分析农村老年人健康状况，找出对老年人健康水平进行度量的方法，并在此基础上利用聚类分析法对农村老年人群进行分类。

目标三：设计调查问卷主要针对两个层面进行：一是对农村老年人医

疗服务利用的微观调查；二是对农村卫生事业等制度运行的宏观调查。并在调查数据的基础上，运用统计和计量经济学方法分析不同健康水平农村老年人口医疗服务利用的影响因素。

目标四：对不同健康水平的农村老年人口的医疗服务利用情况运用定性与定量分析方法进行综合对比，并结合地区实际探讨医疗卫生制度的完善措施，为提高农村老年人医疗服务的利用率，更好地改善老年人的健康状况提供依据与参考。

二、研究意义

目前在全民医保的背景下，老年人健康与医疗服务利用方面的研究，亟待回答的重要问题不再仅仅是“是否参加医疗保险”对个体健康与医疗服务利用的影响，而应细致到不同健康状况的老年人对医疗服务利用的差异，同时关注我国的医疗保障体制和医疗卫生体系是否能最终提高不同健康等级老年群体的医疗服务利用水平。但一直以来，无论是理论界还是实证讨论都主要聚集在医疗保险对城乡居民医疗服务利用和健康的影响，很少有文献研究基于健康指标对老年人分类进而分析不同健康群体对医疗服务利用的差别，尤其是在当前城乡医疗资源配置不公平的背景下，新农合补偿机制、高科技医疗技术、医疗服务可及性等要素在不同健康群体老年人医疗服务利用中扮演的角色。目前仅有的此类研究则局限于描述性分析，鲜少涉及实证研究和比较分析。本书试图在对农村老年人进行健康分类的前提下，实证检验不同要素对不同健康等级老年人医疗服务利用的影响，以为期制定相应政策提高农村地区老年人整体健康水平，最终为实现“人人享有基本医疗服务”的长远目标提供科学依据。

1. 理论意义

（1）医疗服务利用是健康需求理论的核心内容和前沿问题。目前这些理论的形成基本上是基于西方成熟的卫生福利体制，并已有相当基础。但由于选择环境的差异，其思路和成果只能作为借鉴。我们必须充分考虑中国的现状，尤其是农村医疗卫生领域的约束条件，扩充原有理论。此外，目前国内学术界有关农村老年人医疗服务利用的研究主要着眼宏观描述或初步定量分析。本书拟基于健康差异的视角对农村老年人的医疗服务利用情况进行分类研究，试图丰富健康需求研究的理论体系。

（2）对医疗服务利用的理论研究主要是建立在对实证现象的分析和归纳上。本书在实证分析中试图挖掘不同健康水平下农村老年人医疗服务利用影响因素的作用机理，致力于发掘现实问题与已有规律之间的差异，从而丰富学术界在本领域的实证案例。

2. 现实意义

（1）中国目前遭遇“未富先老”的危机。然而，当前农村老年人医疗服务利用率低，严重阻碍了农村老年人健康的有效实现。明确不同健康状况农村老年群体的医疗服务利用现状，是提高生活质量、实现有效合理医疗服务供应的基础。

（2）在当前医改和统筹城乡发展的背景下，针对不同健康状况的农村老年人该如何更好确保他们医疗服务的平等、有效利用等问题提出相对应的建议。本书能为政府等有关部门完善统筹城乡居民基本医疗保险的方案和细则提供参考，充分发挥政策的引导效应。

（3）农村老年人健康水平不如城市，医疗服务是他们目前最大需求或最大消费。然而，外部性和内部性的约束影响农村老年人医疗服务的充分利用。本书拟对隐藏背后深层次的原因做详尽考察，以期为建立合理的医疗卫生体系提供决策依据。

第三节　关键概念的界定

一、健康差异

世界卫生组织于 1995 年将健康差异（Health Disparities）定义为：不同社会经济地位人群间可以避免的健康以及健康影响因素的差距。世界卫生组织一直强烈呼吁，让公民享有良好的健康水平应是各国政府主要的社会政策目标之一。此外，在所有社会公民生活富裕的同时，应尽量缩小国家之间和国家内部不同人群之间的健康差异。

在研究的初期，健康差异被普遍认为是不同社会经济地位人群之间的健康状态或水平的不同。有的学者认为健康差异等同于健康不公平

(Health Inequalities)(Margaret Whitehead, 1992)。随着时间的推移，虽然学界已对健康不平等问题进行广泛研究，然而关于其含义并未达成统一。Wagstaff 和 Van Doorslaer（2000）的研究指出，健康不平等的定义涵盖两方面含义：纯粹健康不平等与社会经济健康不平等。前者是并不考虑收入、职业、教育等社会经济状况与健康状况的关系，只表示一定时期内一个国家或地区所有人群健康状况分布的差异；后者对健康不平等的考察则将社会阶层、职业、社会等级等社会经济因素考虑其中，即不同社会经济特征人群的健康差异。但也有学者认为无论是不同国家还是同一国家，客观上，不同社会群体间的健康水平和医疗服务利用情况确实存在一定的差异，并且可运用统计学方法对这些差异进行测量，但并非所有的差异均意味着不公平，只有那些可避免和不应有的差异才被认为是不公平（Whitehead, 1992; Sibley , Weiner, 2011；高建明，2014)。Blas 和 Kurup（2010）指出健康差异不等于健康不平等，健康不平等体系表现在三个方面：一是因人群或者社会之间的差距造成的差异，即健康劣势（Health Disadvatages)；二是不同的个体间的差异，即健康差距（Health Gaps)；三是与整个人口谱系相关的健康差异，即健康梯度（Health Gradients)。

综合各方面的观点，本书认为健康差异不等同于健康不平等，健康不平等包括健康差异，健康差异是指在不同地区、不同个体之间健康水平不同的程度。

二、农村老年人

关于农村老年人的年龄如何界定，目前并没有统一明确的标准。由于人口素质、预期寿命、社会经济等因素的实际情况不同，导致不同时期、不同地区对老龄化标准的划分存在较大的差异。对于老年人的年龄划分，较为普遍的是联合国的标准，即在发达国家，65 岁及以上的是老年人；在发展中国家，60 岁及以上的是老年人。这个划分的主要依据是退休年龄的差异（杜鹏，1994)。多数发达国家规定的工人退休年龄为 65 岁，而多数发展中国家规定的退休年龄为 60 岁。我国农村居民多为体力劳动者，且农村人口的预期寿命低于城市人口。更重要的是，与城市居民相比，农村居民老化的速度更快。六普资料表明，在我国庞大的老龄人口队伍当中，农村人口老龄化趋势不管是在绝对数量上，还是在老龄化的速度及程度上均远远超过城市人口老龄化水平，中国人口老龄化趋势持续向纵深发展。此外，本书的研究重点是分析不同健康状况的老年人医疗服务利用的区别，为更好测度和衡量农村老年人的健康状况并对其进行明显区分，本书参照李昱（2015）等的做法，将农村老年人界定为具有农村户籍的50周岁及以上的人群。

三、医疗服务利用

居民通过各级医疗机构利用医疗卫生资源，享有医疗、预防、保健及康复等各种卫生服务，所以医疗服务是个体为提高或改善健康水平而使用的医疗商品和服务的总称。具体而言，医疗服务是由具有专业技术知识人员，利用科学技术、人文关怀以及基础服务设施，依托法律关系和道德关系，通过为特殊顾客——患者提供专业性保障服务，满足其生命与健康服务需求，并在完成救死扶伤社会义务的同时，使服务提供者获得合法利润的互动过程（杨湛，2005）。依据内涵的不同，医疗服务主要包括医疗服务需求、医疗服务供给与医疗服务利用等方面内容，而本书的研究重点是医疗服务利用。

消费者从自身的健康状况出发，在不考虑其实际支付能力的前提下，分析判断自己是否应获得医疗服务的主观判断，被称为医疗服务需要。人们由于健康方面的需求而衍生的特殊需求称之为医疗服务需求，换言之，医疗服务需求是当人们意识到自己患病时采取的各种治疗措施，它是由医疗服务需要转化而来的。由于医疗服务的种类繁多，难以测量其数量，因而经济学中严格意义的医疗服务需求量很难获得，而现有文献在用微观数据考察医疗服务需求时，都将其看作是一种主观上的意愿并且已经实现购买的医疗服务使用行为，这种使用行为实际上由几个连续的选择过程组成（见图1-1）：当一个人自感身体不适时，产生了对医疗服务的需要，同时他会根据疾病的严重程度、收入水平和交通便利性等判断是选择自我治疗还是进入正规医疗机构治疗。如果选择进入正规医疗机构治疗的患者接下来又面临两个选择：一是患者根据不同医疗机构的服务提供情况、价格水平及医疗保险报销情况等因素决定去哪个医疗机构就诊；二是根据疾病严重程度选择何种类型的医疗服务，同时医生会根据病情征求患者的意见，决定治疗方案。需要强调的是，在这个过程中，由于医疗技术的复杂性与信息的不对称性，虽然医生在治疗方案的选择上具有一定的主动性，但是医生的作用只是为患者做出建议，并在尊重患者意见的基础上，经患者同意并由患者最终做出决定。

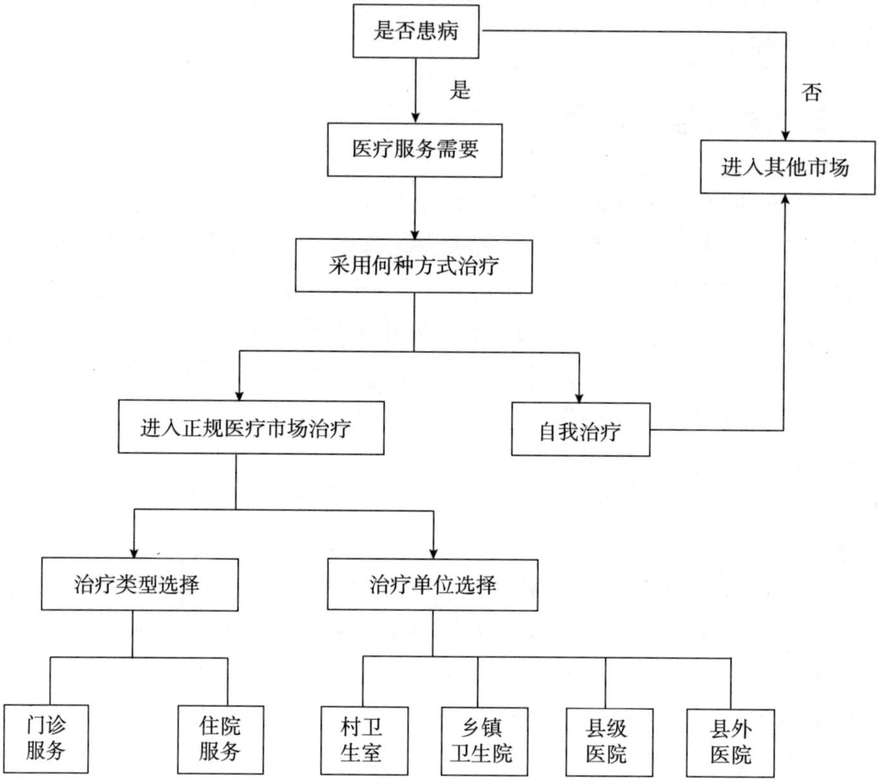

图 1-1　居民医疗服务利用的过程

因此，人们在患病后到医疗服务机构采取的一系列诊断和治疗行为称之为医疗服务利用（李晓敏，2009）。可见，人们对医疗服务的利用是来自于对优良健康状况的保持和改善的需要。易丹辉（2004）研究指出，医疗服务利用行为是患者从医疗服务需要产生到购买利用医疗服务的一系列过程，也可以称之为医疗服务消费行为。综合以上，本书所指的医疗服务利用主要是指农村老年人患病后的门诊或住院医疗服务使用，医疗服务利用指标采用就诊决策选择、医疗费用支出以及就诊机构选择三个方面内容。

第四节 研究方法与技术路线

一、研究方法

本书研究立足于实证，围绕农村老年人医疗服务利用这一主题，在借鉴前人研究成果的基础上，基于健康差异的视角，采用理论研究与实证研究相结合，定量分析与定性分析相结合的研究方法。其中，理论研究方法主要用于理论框架与研究思路的设定，老年人医疗服务利用影响因素的归纳与总结，不同影响因素的作用机理分析；而实证研究方法则是对宏微观数据的描述统计和运用计量经济学方法进行分析，主要用于健康的测度与不同健康状况老年人医疗服务利用的实证分析。在具体研究的过程中，本书综合采用了以下四种研究方法：

（1）文献研究和定性归纳演绎法。全面集中在与本书有关的老年人医疗服务利用研究领域的国内外研究成果，评述前人在相关领域的研究历史和现状、相关理论和研究方法，在此基础上界定本书的主要问题和研究视角；同时，广泛收集农村医疗卫生事业发展、农村医疗保障制度等相关政策文件，以了解和把握相关政策动态及其对当地老年人医疗服务的影响，并在前人理论经验研究成果和研究区域相关数据的基础上，通过定性归纳或演绎，对农村老年人医疗服务利用影响因素做出判断和总结。

（2）计量经济模型方法：一是运用两部模型方法考察新农合补偿机制、高科技医疗技术、医疗服务可及性等要素对农村老年人门诊和住院就诊决策与医疗费用支出的影响；二是由于患病农村老年人的就诊单位的选择属于离散变量，因此利用多项 Logit 方法对农村老年人的就诊单位选择进行估计。

（3）统计分析方法。针对农村老年人健康差异进行量化测度，本书主要采用 ADLs、IADLs、MMSE、患有慢性病总数四个指标对老年人健康状况进行统计描述。然后采用聚类分析法利用 ADLs、IADLs、MMSE 三个指标将农村老年人健康指标划分为三类。最后将老年人健康分类结果与患慢性病情况进行对比。

(4) 问卷调查和实地调查。本书通过对福建省农村地区的调研来反映老年人医疗服务利用情况，使用的统计资料和实证案例也主要来自这些地区。在编制调查问卷的基础上，采用多阶段随机整体抽样的方法进行抽样问卷调查方法，获得老年人家庭基本情况、健康状况及医疗服务利用情况等资料。

二、技术路线

本书按照“资料整理→调查分析→界定问题→深入分析问题→解决问题”的基本逻辑，遵循的技术路线如图 1-2 所示。

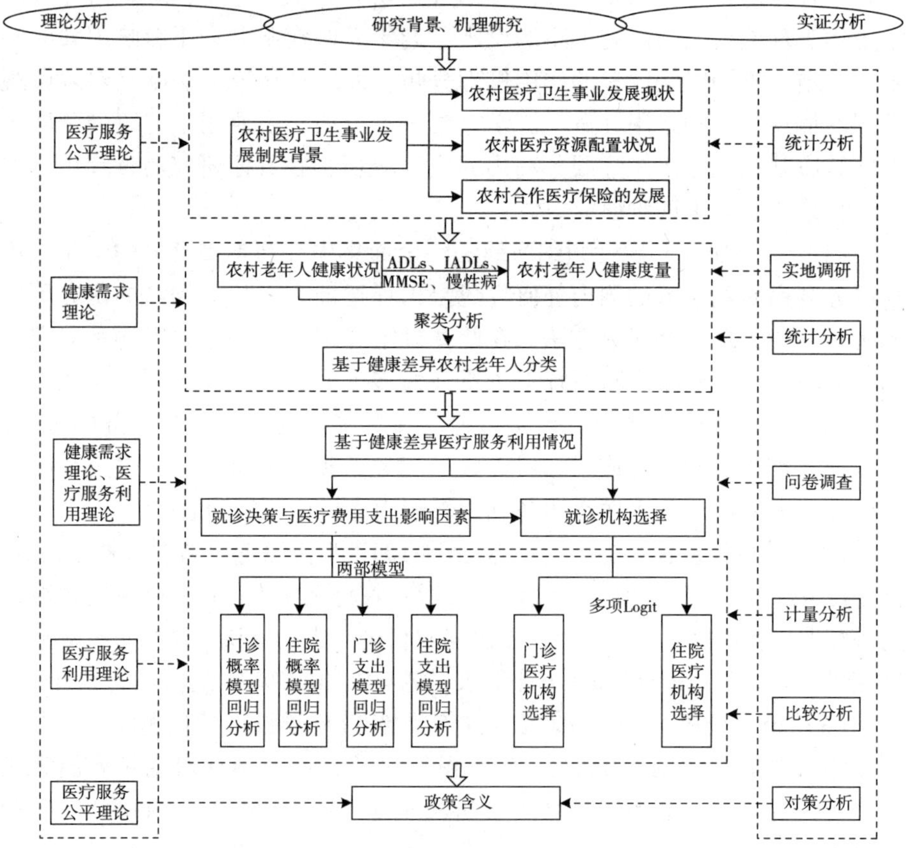

图 1-2　技术路线

第五节 数据来源

本书的数据来自课题组2015年7月至2016年10月的暑假与寒假期间三次对福建省50周岁及以上农村老年人开展的实地调查。调查者由福建农林大学公共管理学院劳动与社会保障专业的学生组成，课题组在调查前对调查人员进行了培训。调查以福建省的农村老年人作为总体，采用多阶段随机抽样的方法进行调查。第一阶段对福建省医疗保障制度的面上调研。课题组对福州市、三明市、泉州市、漳州市、南平市、厦门市等地区的医疗保障制度的运行现状、管理体制等做了面上调研；第二阶段先根据经济发展水平、医疗保险统筹模式、基金筹集支出情况等对各个地区进行初级分类，在此基础上随机选取12个样本县作为二级单元。然后，根据等距离抽样原则，分别从每个二级单元中抽取2个乡镇作为三级抽样单元。最后，根据研究需要在每个乡镇随机抽取80名左右的老年人进行实地调查。三次调查分别发放问卷854份、629份和438份。调查数据通过农村老年人口述，调查员填写问卷的形式搜集获得，其中剔除数据空缺严重以及前后明显矛盾的样本，最后得到有效样本1682份，问卷的有效率为87.56%。

需要说明的是，本书选取福建省进行微观问卷调研。之所以选择福建省的农村老年人作为研究对象，主要出于两方面原因：第一，福建省是我国新型农村合作医疗发展的先行地区，同时福建省三明地区的医改探索备受关注，其中公立医院综合改革成效明显，也一直是众多专家推崇的医改样本。“三明模式”的核心是医保支付方式的改革，控制医疗保险费用的不合理增长，这为本课题研究提供了较为丰富的研究资料。第二，福建省的各地区（沿海与内地）在经济发展和医保基金筹集支出水平不均衡，因此导致了农村老年人群体间的健康水平以及医疗服务利用存在差异，这与我国沿海与内地的发展有相似之处，所以以福建省农村老年人为研究对象具有较强的代表性，由此得出的结论具有一定的普遍意义。而且从整体来看，这三次调查数据覆盖面较广，样本量较大，并且在农村老年人健康以及医疗服务利用等方面也呈现出很强的差异性，所反映的研究结论具有较高的可信度，适合做因果关系分析研究。

本调查主要涉及健康、医疗服务利用以及医疗保险三个层面。健康部分主要包括日常生活能力量表、简易智能精神状态检查量表以及患有慢性病情况。医疗服务利用方面的问卷内容涵盖被调查个体过去一年新农合参合情况、就医决策、医疗费用支出以及就诊机构的选择等。另外，调查问卷还包括了2015~2016年调查之时被调查农村老年人的个人社会经济特征、家庭收入情况等。数据详细记录了主要访谈者在调查之前的四周及过去一年的生病、就诊、住院的情况，以上数据均来自于入户调查。医疗保险方面主要搜集福建省各地区新农合的保险覆盖情况、补偿政策等方面，医疗保险数据是由课题组对福建省人力资源和社会保障厅、福州市医疗保障管理局、南平市医疗保障基金管理中心等经办机构工作人员调查得来。

此外，本书还使用了文献资料和统计年鉴的统计数据。本书所用的统计数据主要来自国家《2016年中国卫生和计划生育统计年鉴》、2013年国家第五次卫生服务调查等公开资料。本书对所引用的二手数据和资料以适当的方式加以注明，未注明的均来自实地调研数据和资料。

第六节　本书结构安排

本书共由七章组成，前两章主要是提出研究问题、铺陈研究的理论基础、归纳梳理相关文献，第三章描述全书分析的现实与制度背景，第四章分析农村老年人健康状况并进行健康差异测度，第五章、第六章从健康差异角度实证分析农村老年人就诊决策、医疗费用支出、就诊单位选择的影响因素，第七章对全书进行总结并提出相应的政策建议。

第一章：导论。在宏观背景下提出本书所要研究的主要问题，并指出本书的研究目标和研究意义，接着对本书涉及的“健康差异”“农村老年人”“医疗服务利用”三个核心概念进行界定，然后具体给出本书的研究方法，并厘清技术路线，再对本书的数据来源与章节结构做出整体说明，最后提出本书可能存在的创新之处。

第二章：理论基础与文献回顾。本章首先对健康需求理论、医疗服务利用理论、医疗服务公平理论及供给诱导需求理论进行系统回顾；其次对健康差异、农村老年人健康及影响因素、农村老年人医疗服务利用及影响因素等研究进行梳理与评述。

第三章：农村医疗卫生事业发展历程与现状。本书主要考察不同健康等级老年人的医疗服务利用状况及影响因素，最终为政府的农村医疗卫生改革提供科学依据。本章对于全书的意义在于通过对我国农村医疗卫生事业的发展演变及农村医疗保险改革进行梳理与回顾，并在此基础上对我国城乡医疗资源配置、农村医疗服务利用现状以及新型农村合作医疗运行情况进行分析，明确后文实证分析的环境和背景。

第四章：农村老年人健康状况及差异测度。首先，本章在对具有代表性的健康指标体系进行比较、整合、完善的基础上，构建农村老年人健康的测量指标；其次，利用实地调查数据对农村老年人健康状况进行描述性统计分析；最后，对农村老年人健康差异进行测度。

第五章：农村老年人就诊决策与医疗费用支出的影响因素分析。本章利用调查数据对农村老年人医疗服务利用状况及影响因素进行计量分析，重点考察新农合补偿机制、高科技医疗检查、就诊机构等因素与老年人就医决策及费用支出之间的变化特征。此外，医疗利用作为有效健康产出的重要投入要素，不同于其他的社会选择，无论健康与否，每个人都应有权利获得相应的医疗服务。因此，本章在第四章对农村老年人健康度量及分类的基础上，进一步挖掘不同健康等级的农村老年人在门诊的选择和住院医疗服务利用的异同，进而对当前农村老年人的就诊决策与医疗费用支出的状况有全面、清晰的把握。

第六章：农村老年人就诊机构选择的影响因素分析。本章对医疗服务利用的另一项内容——患者就诊单位选择行为的特征和规律进行分析，准确把握患者选择就医单位的行为及其影响因素，有利于通过医疗卫生政策的调整促进农村老年人合理利用医疗资源，有利于各级医疗服务相关部门制定科学合理的区域卫生规划及规章制度安排。

第七章：结论与政策含义。本章在前文理论研究和实证研究的基础上，对全书的研究结论进行概括性总结，并提炼出相应的政策含义，最后对未来的相关研究做出展望。

第七节　主要创新之处

与其他同类研究相比，本书存在可能的创新之处主要体现在以下三个方面：

第一，研究视角创新。鉴于老年人群体间存在较强的异质性，使得不同的老年人群体在医疗服务利用情况、影响因素等方面都会存在较大的差异。以往的多数研究将老年人看成一个同质性群体，虽然现有部分研究已经注意到了老年人在医疗服务利用方面存在城乡、性别、年龄等方面差异（郜凯华，2014；柴化敏，2013），但在当前我国农村地区老龄化问题比城市更为严峻的背景下，鲜少基于农村老年人异质性对其医疗服务利用进行单独分析。目前，学界一致认为，个体健康状态是决定居民医疗服务利用的关键要素，但老年健康水平存在显著地区和性别差异，发达地区群体健康水平高于贫穷地区未婚群体（王洪亮，2018）。既然老年人健康差异客观存在，再加上各地区不同的经济发展水平，使得居民家庭收入、医疗资源配置、医疗保险发展不尽相同，这些因素综合导致农村老年人在医疗服务利用方面存在差异。因此，本书从健康差异的角度出发，对不同健康状况的农村老年人的医疗服务利用情况展开研究，有别于其他农村老年人医疗服务利用的研究视角。

第二，研究内容创新。以往有关老年人医疗服务利用的分析，更多从门诊或住院服务单方面入手，忽略了门诊和住院属于不同层次的医疗项目，新农合关于门诊和住院的补偿也显然不同，如果一并探讨，忽视了门诊患者及住院患者就医行为的差异。本书不仅分析了农村老年人门诊服务和住院利用的异同，还比较分析了不同健康状况的农村老年人门诊和住院医疗服务利用的综合情况与差异，从而拓展了同类研究，也丰富了医疗服务利用微观的研究体系。另外，已有的关于老年人医疗服务利用影响因素的文献大多围绕先决要素、使能要素与需要要素展开分析，其中有相当部分学者将关注重点集中在医疗服务利用与医疗保险制度的关系上，固然个体是否拥有医疗保险会影响其医疗服务利用率与利用水平，但在当前农村医疗保险接近全覆盖的前提下，仍然使用“是否参保”作为医疗保险的衡量指标缺乏一定的统计学意义。因此本书在讨论农村老年人医疗服务利用与医疗保险关系时，将新农合补偿机制引入医疗服务利用模型中，验证新农合补偿机制对农村老年人医疗服务利用的影响及其群体差异，具有较新的政策启示。

第三，研究方法创新。虽然已有的文献也不乏对农村老年人健康评价的研究成果，部分研究也运用计量经济学的方法对他们的健康状况进行量化，但涉及的健康状况指标缺乏统一性，有健康自评、躯体健康或心理健康指标等，而且对老年人的健康分类局限于健康的自我主观评价，缺乏从总体上进行客观分类。本书拟选用躯体性健康、认知能力等指标对农村老年人进行测度，然后运用聚类方法对农村老年人健康差异进行度量，这也可能是本书的一个贡献。

第二章　理论基础与文献回顾

健康和医疗服务是两个相互联系却又截然不同的概念，从经济学来看，医疗服务与健康是一种投入与产出的关系，健康是由相应的医疗服务投入生产的，而人们对医疗服务的利用又源于对健康的需求，这在经济学上被称为引致需求（Derive Demand）。国内外学者对健康与医疗服务利用的研究主要基于健康需求理论、医疗服务利用理论等研究框架展开。健康需求理论起源于西方发达国家，经过不断的丰富与拓展，已形成较为完善的理论体系。在梳理国内外相关文献的基础上，本章首先对健康需求、医疗服务利用行为等主要理论进展进行系统的回顾，然后从老年人健康差异、农村老年人健康和农村老年人医疗服务利用的影响因素等相关研究进行综合评述。

第一节　理论基础

一、健康需求理论

健康很早就被西方经济学家视为人力资本的一个重要组成部分。并且他们的研究指出，健康与教育同等重要，劳动者的人力资本存量不仅是由知识、技能、工作经验等要素构成，还包括健康（Mushkin，1962）。Becker（1964）也认为人力资本不仅是依靠充足的食物与营养，还是多年良好的健康、连续的教育等共同结果。Grossman（1972）在 Becker（1964）家庭生产函数的基础上构建了著名的健康需求模型，同时明确健康资本（Health Capital）的概念，并提出健康资本是人力资本的一种。此模型认为，首先，健康不同于教育，健康主要不是依靠增加生产效率，而是通过劳动力市场上的健康工作时间来提高收入水平；其次，它区分了健康需求和医疗需求，医疗服务需求是对健康生产投入要素的需求而产生的，消费者最终需要的是健康，而不是医疗服务本身；再次，消费者不能从市场上购买健康，只能通过生产要素的投入生产健康；最后，健康既是一种消费品，也是一种投资品。作为消费品，健康可以提高消费者的效用水平，给其带来正效用，作为投资品，健康可以依靠增加健康工作时间来提高个体的收入水平。

Grossman 健康需求模型的主要内容如下：

假设消费者在一生中各个时期的效用函数如式（2-1）所示：

$$U=U(\phi_0 H_0,\cdots,\phi_i H_i,Z_0,\cdots,Z_i),i=1,2,3,\cdots,n \tag{2-1}$$

式（2-1）中，H_0 为健康的初始存量或健康禀赋，ϕ_i 为健康存量的生产效率，即单位健康资本的受益，H_i 为第 i 期的健康存量。$h_i=\phi_i H_i$ 为第 i 期所消费的健康服务，Z_i 为第 i 期所消费的其他商品数量（除健康服务外），n 则代表个体的寿命。健康资本的初始存量 H_0 是外生的，以后各期的健康存量 H_i 是内生的，由消费者选择最优健康存量，消费者寿命 n 也是内生的。

当 $H_i=H_{min}$时，即个人的健康水平降低到无法维持其生存即表示死亡。健康资本总投资减去资本折旧被定义为健康资本的净投资，如式（2-2）所示：

$$H_{i+1}-H_i=I_i-\delta_i H_i \tag{2-2}$$

式（2-2）中，I_i 是消费者第 i 期对健康资本的总投资，δ_i 是消费者第 i 期健康资本的折旧率，δ_i 介于 0 到 1 之间，折旧率是外生的，但随着年龄的增长而不同。$\delta_i H_i$ 是健康折旧。

健康总投资的家庭生产函数表示为式（2-3）：

$$I_i=I_i(M_i,T_{Hi};E_i) \tag{2-3}$$

其他物品的生产函数为式（2-4）：

$$Z_i=Z_i(X_i,T_{Zi};E_t) \tag{2-4}$$

式（2-3）中，M_i 代表从市场上购买的用于生产健康资本总投资的各种投入要素，它作为健康投入，可以生产 I_i，其主要由医疗产品和服务组成。T_{Hi}是用于健康资本总投资的时间。

式（2-4）中，X_i 代表可以购买的其他消费品，T_{Zi}是用于生产其他物

品 Z_i 的时间，E_i 代表除健康资本以外的其他人力资本因素，如教育等。

式（2-3）表示消费者投资生产健康不仅包括从市场购买的医疗服务，还需要加上自己的时间，而人力资本存量的改变则会影响消费者生产健康的效率，例如受教育程度。式（2-3）的经济意义则和式（2-4）类似。消费者为了实现效用最大化，选择最优的健康需要量和其他商品需要量，其中两个预算约束，一个是收入预算约束（见式 2-5），一个是时间约束（见式 2-6）。

$$\sum_{i=0}^{n} \frac{P_i M_i + Q_i X_i}{(1+r)^i} = \sum_{i=0}^{n} \frac{W_i T_{wi}}{(1+r)^i} + A_0 \tag{2-5}$$

$$T_{Wi} + T_{Li} + T_{Hi} + T_i = \Omega \tag{2-6}$$

式（2-5）中，P_i、Q_i 分别是 M_i 和 X_i 的价格，W_i 是工资率，T_{wi}是工作时间，r 是利率，A_0 是初始财富。因此，这个公式表示消费者在各个时期用于购买 M 和 X 两个市场要素总支出的折现值，必须等于其初始财富加上各期工资收入的折现值，这表示的是消费者所面临的收入预算约束。

式（2-6）中，T_{wi}是第 i 期工作时间，T_{Li}是患病天数，T_{Hi}是用于健康投资的时间，T_i 是消费除了健康以外的其他消费品的时间，Ω 是个人总天数。这样，消费者在每一期的总天数是上述四个时间的加总。这表示的是消费者的时间预算约束方程。

由此可见，健康资本不是外生的，而是消费者在约束条件下的效用最大化过程中选择的。此外，消费者为了实现其一生效用的最大化，其最佳健康投资决策均衡条件为式（2-7）：

$$\frac{G_i\left\{W_i + \left(\frac{U_{hi}}{m}\right)(1+r)^i\right\}}{\pi_{i-1}} = r + \delta_i \tag{2-7}$$

式（2-7）中，$G_i = \partial T_{Li}/\partial H_i$ 是健康的边际产出，$U_{hi} = \partial U/\partial H_i$ 是健康的边际效用，m 是财富水平的边际效用；π_{i-1}是 i-1 期健康总资本的边际成本，由诸多因素共同决定，例如卫生服务的价格、消费者的工资水平等。式（2-7）表示的最优条件为边际收益等于边际成本，这与经济学中常用的最优条件类似。式（2-7）等号左边代表健康收益曲线 M_i，右边代表健康成本曲线 $r+\delta_i$（见图 2-1），两条曲线的交点为健康的最优需求 H_i^*。若其他各种因素不变，年龄的增长会显著影响个人对健康的最优需求，即随着年龄的增加，个人健康的折旧率从 δ_i 增加到 δ_i^*，消费者对健康的需求

将从 H_i^* 减少到 H_i^{*a}。

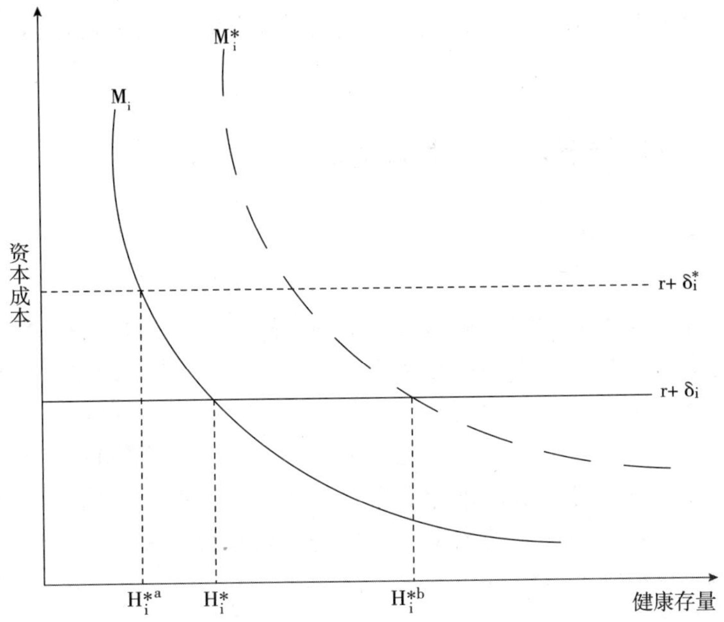

图 2-1　最佳健康需求的确定

但是，最初 Grossman 健康需求模型并没有将不确定因素考虑其中，后来陆续有学者对该模型进行理论拓展，将不确定性引入该模型中。有研究通过引入不确定性来考察个人财富对其健康需求的作用，结果发现个体绝对风险厌恶偏好是递减的，富人有较高的健康需求，也有更多医疗服务消费（Dardanoni and Wagstaff，1987）。Selden（1993）通过研究得到的结论完全与 Dardanoni 和 Wagstaff 相反，即假设当消费者显示递减的绝对风险厌恶偏好时，穷人对健康的需求是不确定的。一是可能穷人有着更大的风险厌恶偏好，他们会适时改变资产组合，降低对风险资产即健康的持有；二是可能穷人和富人一样厌恶因患病带来的收入损失，因而倾向增加对健康资本的持有。因此，财富对健康需求到底有何种影响取决于不确定性进入模型的方式，研究结果发现穷人对医疗卫生服务的需求更高。但 Change（1996）认为之所以 Dardanoni 和 Wagstaff（1987）与 Selden（1993）有截然相反的结论，主要是因为不确定性的引入对健康资本回报率产生的影响不同，而不是由于引入不确定的方式不同。通过对 Grossman 健康需求模型及将不确定性引入模型的分析，可以得出结论：不确定性导致了理性消费者增加对医疗服务的需求，并且不确定性产生的影响因人群收入的不同而不同。

二、医疗服务利用行为理论

20 世纪 60 年代初，Mechanic 建立就医行为通用理论，提出个体的就医行为受疾病、疾病持续度、个人对疾病的忍受度、医疗资源的可及性以及医疗费用等十大要素决定。这为后来的医疗服务利用行为模型奠定了重要的理论基础。1968 年，社会学家 Ronald Andersen 提出了第一个比较成熟的关于医疗服务利用的行为模型（Behavioral Model of Health Service Utilization）。该模型诠释了家庭是如何利用医疗服务以及怎样使用医疗服务，对医疗服务利用和服务可及性进行了界定与衡量，分析了影响医疗服务利用的因素。最初的 Andersen 模型是以家庭为分析单位，但是考虑到家庭水平变量不容易获得，而且家庭成员之间存在异质性，后来 Andersen 将模型的分析单位从家庭转为个人。同时，这个模型将个人使用医疗服务的影响因素分为三类：第一，先决因素（Predisposing Characteristics）。如年龄、性别、教育、职业、个人对健康及医疗服务的态度等。第二，使能因素（Enabling Resources）。包括收入、医疗保险、到达医疗机构的时间和等待接受服务的时间等。第三，需要因素（Need）。如自评健康、疾病的诊断等。人们的医疗服务利用的是他们的先决要素，促进或阻碍使用的能力资源以及他们对医疗服务的需求的函数，然后通过这三层次要素来预测和解释医疗服务的使用，进而影响健康结果及医疗服务满意程度。

但是随着学科的发展和认识的不断加深，实证研究中提出的问题又进一步充实和完善了 Andersen 医疗服务利用模型。大体上可将模型的修正与扩充分为三个阶段：

第一阶段：一是增加医疗卫生系统作为医疗服务利用的影响因素，二是在医疗服务利用的结果中增加患者满意度。医疗卫生系统涵盖医疗卫生政策、医疗服务资源、医疗卫生服务的组织架构及医疗服务利用模式。这些因素对医疗服务资源的配置与供给会产生重要影响。可见，医疗卫生系统和初始模型中的三大要素同样是人们利用医疗服务的重要决定因素，而且这个阶段模型的重要贡献是将个人求医经历的重要的主观性评价指标——患者满意度纳入其中。

第二阶段：将外部环境和个人健康习惯纳入模型之中。在这一阶段，Andersen 模型形成三个重要组成部分，即主要决定因素——健康行为——健康结果。个人健康习惯主要包括饮食、自我保健、运动等，外部环境主要包括自然、政治和经济环境等。外部环境与主要决定因素、医疗卫生系统共同影响医疗服务利用，而个人健康习惯和医疗服务利用共同作用于个人健康行为。此外，模型还在健康结果中加入健康认知状况和客观评估的健康状况，与患者满意度一同构成健康行为的最终结果。

第三阶段：Andersen 模型经过不断延伸和拓展，已形成包括反馈回路在内的并以健康结果为终极目标的最新模型（见图 2-2）。目前该模型已被普遍接受并广泛使用。最新改进的模型强调变量之间关系的动态性和循环性。人口特征会影响健康行为，同时健康行为也会反向影响人口特征中的需求因素。具体解释为，在医疗服务利用模型中，自觉健康状况和评估健康状况是重要的需求因素，同时它们又是医疗服务利用产生的健康结果，它们作为下一阶段的需求因素影响着下一阶段的医疗服务利用。

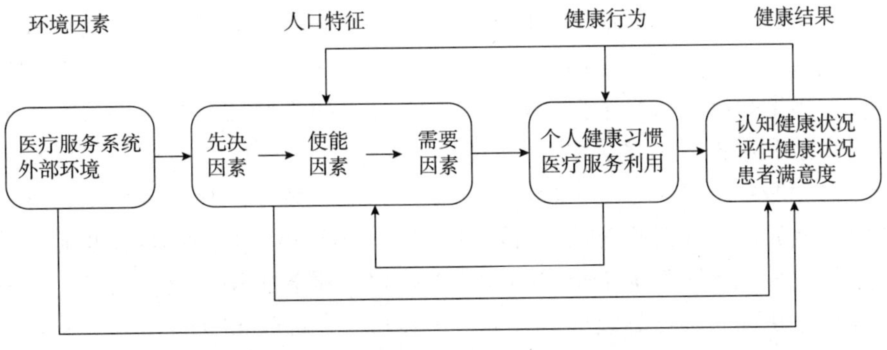

图 2-2　医疗服务利用行为模型

总的来说，医疗服务利用行为理论发展至今，已经得到大量实证研究检验，是健康与医疗服务研究领域最具影响力的理论之一。但从它的改进过程中不难发现，医疗服务利用模型纳入的因子越来越多，从而导致它包含的变量及变量之间的关系越来越复杂，让关于模型自变量和因变量的确定、变量之间的因果关系与作用途径，以及模型的一般化和相关政策研究招致一些批评（Aday and Andersen，2005）。大多数应用该模型的实证研究并没有使用完整的模型，而是根据需要选择了其中某一部分或者简化了该模型。

三、医疗服务公平性理论

世界卫生组织（1996）在《健康与卫生服务的公平性》中强调：公平并不意味着平均，每一个社会成员在获取医疗卫生服务方面应有同等的机会，不能因为其所拥有的社会特权不同而出现差别。换言之，公平可以认为是一种机会平等。进一步而言，公平即表示不能分摊本可避免的不幸和健康权利的损失，而应为社会成员共享社会进步的成果。或者说，公平体现的是个体需要的满足程度，需要的人得不到满足，或不需要（不是非常需要）的人得到过多的满足，这都是不公平的表现。

医疗服务公平是指公平地分配或公平地对待各种可以利用的医疗资源，使所有人都能有相同的机会从中受益（刘玉恩，2006）。可见，医疗服务公平要求社会成员不因其社会经济特征的差异而在医疗服务利用方面产生本应有的差距，它反映的是社会人群中医疗服务的利用状况。Martin Gulliford 等（2002）也指出医疗服务公平是要确保不同收入群体的医疗服务需要能够得到满足。任何条件不均等或受到区别对待都是健康机会的不均等。但医疗服务公平不仅体现社会成员在获得医疗服务的机会平等，还应贯穿于利用医疗服务的过程和结果在整个流动过程的平等。但严格来说，医疗服务公平性是一个相对意义上的概念，无论医疗服务公平性外部因素的差异性，还是相对性，都以规则公平为前提条件。Hurly（2000）认为，如果最需要医疗卫生资源的人在医疗保健服务中得到最多的利益，那么在最大化健康所得的效率目标下，平等和效率就可兼顾。

医疗服务公平性具体内容主要体现为：医疗服务需要的公平、医疗服务筹资公平、医疗服务提供公平、医疗服务利用公平和医疗服务产出公平五个方面。

医疗服务需要公平，指的是有相同医疗保健需要的社会成员，能获得同样的医疗卫生服务，而有更多医疗卫生服务需要的社会成员，又能获得更多的相应服务（时黎等，2003）。医疗服务需要公平是医疗服务公平理论的基础，也是根本出发点，它包括水平公平性和垂直公平性（见图 2-3）。

对具有相同医疗服务需要的人群配置或提供相同的医疗服务称之为水平公平性（或称横向公平）；对不同的个体配置或提供不同的医疗服务称之为垂直公平性（或称纵向公平）。

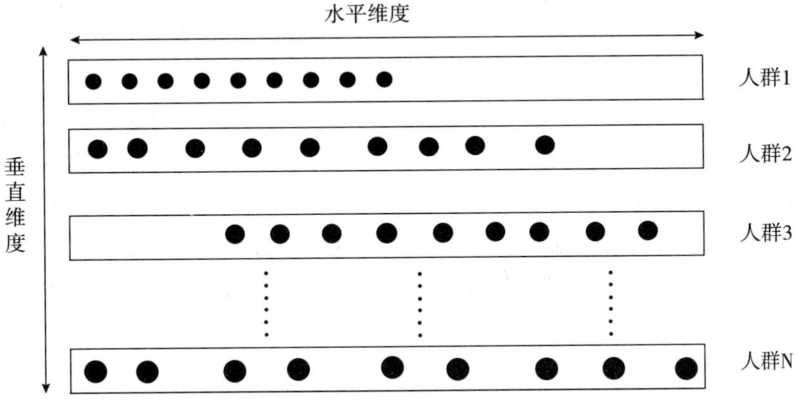

图 2-3 医疗服务水平公平和垂直公平

医疗服务筹资公平程度将对社会成员的健康水平和健康公平产生影响。医疗服务筹资公平性是医疗卫生系统的主要目标之一。医疗服务筹资机制不同，使不同人群的经济负担各不相同，因而支付能力是需要考虑的一个重要筹资原则。Wagstaff（2002）提出医疗服务应该根据医疗需求来分配，而健康需求应根据支配能力来筹资。它包含两方面内容：一是横向公平，是指具有同等货币支付能力的人应对医疗服务给予同等的支付。需注意的是，这里的医疗服务指的是基本医疗服务，基本医疗服务是不论家庭贫富如何，都应对每一个人或家庭均加以保障。有研究指出居民的个人医疗支出过高容易引发包括患病未就诊、医疗服务利用水平下降、长期贫困和不合理的用药四个方面在内的“医疗贫困陷阱”（Whitehead and Dahlgren，2001）。二是纵向公平，表示为支付应当与支付能力呈正相关，即支付能力越高的人应当支付得越多。

医疗服务提供公平具体是指医疗资源配置公平性、医疗服务可及性公平性等内容。医疗资源配置的公平性是指医疗资源配置的结果应为根据不同人群的健康需要，公平地为社会人群提供其所应得到的医疗服务，满足其需要量，这并不代表各地区间、区域内或各级医疗机构间在医疗资源配置上的绝对均等化（卞鹰等，1996）。人人都能平等享用现有医疗资源，这只是个理想的模式，要想真正做到完全的平等，一般是不可能的。医疗服务可及性公平取决于患者的需求以及医疗服务提供者满足其需求能力之间的“吻合”程度，可以从五个维度来衡量（Roy Penchansky and Thomas, 1981）：①医疗服务提供者以及医疗服务的数量和项目种类与消费者的数量和项目种类之间的关系，即可得性（Availability）；②医疗服务提供者和消费者之间的地理距离，即可接近性（Accessibility）；③医疗服务提供者的提供方式应有利于消费者方便地获得医疗服务，即便捷性（Accommodation）；④消费者获得相关医疗服务的经济承受能力，即可负担性（Affordability）；⑤医疗服务消费者对提供者的看法和观点，以及服务提供者对患者的态度之间的关系，即可接受性（Acceptability）。也有学者认为，医疗服务可及性公平主要指地理方面的可及性公平、经济方面的可及性公平等（Andersen, 1968）。

医疗服务利用公平性，可理解为同等需要获得或利用了同等医疗服务，不应考虑个人的收入、地域、种族等特征，需要一般与年龄、自身健康状况等变量相连。医疗服务利用不公平则认为是医疗服务利用受到了非需要类变量的影响，同等需要的个体得到不同的医疗服务（Stephen, 2005）。

医疗服务产出的公平是指健康公平，也称结果或结局方面的公平，是实现医疗服务公平的终极目标。Whitehead（1990）诠释了健康公平的概念，指出“公平意味着创造平等的健康机会，以便将健康差异降到尽可能低的水平；也就是在人口健康方面能体现出公正的社会政策目标”。也可理解为，健康公平不是取决于社会特权或者收入差异，而是对生存机会的分配应以需要为导向；同时，要求努力降低社会各类人群之间在健康和医疗服务利用方面的不公正和不应有的差距，争取使每个社会成员都能达到最佳健康状态（高建民，2014）。

在理想状况下，一个好的医疗卫生系统应该在医疗服务筹资和医疗服务利用方面同时具有水平公平和垂直公平，但在实践中却很难做到。一般认为，一个好的医疗卫生系统应该在医疗服务筹资方面具有垂直公平，同时在医疗服务利用方面具有水平公平。

四、供给诱导需求理论

由于医疗服务市场具有非常显著的信息不对称特征（Phelps，1986），病患没有足够的信息做出自己的消费选择，通常只能依赖于医疗服务供给方的专业标准来帮助他们做出适当的决定（Arrow，1963）。因此形成了医患之间的委托代理关系，同时在医疗服务市场上，医生又是医疗服务的供给方，这就决定了医生具有信息优势，当医疗服务提供者为了追求自身利益，滥用与患者之间的委托代理关系时，就会出现“医生引致需求”（Physician Induced Demand，PID）或“供给诱导需求”（Supplier Induced Demand，SID）（Evans，1974；Fuchs，1978；Pauly，1980）。

传统经济学理论强调价格机制在市场中发挥的作用，市场均衡是供给与需求平衡的市场状态，此时的商品价格为均衡价格。假设其他条件不变，在医疗服务供给方对需求方没有决定权的情形下，医疗服务机构或者医生数量增加等原因导致医疗服务供给量增加，供给量的增加促使医疗服务价格的下降，最终导致医疗服务需求量的增加。但在医疗服务市场，增加医疗服务供给量会导致医疗服务的价格下降，从而导致医生收入的减少。这主要是因为医疗服务的需求缺乏弹性，其需求曲线是陡峭的。但是，供给诱导需求理论则表明，医疗服务具有替代性小等特殊性质，所以医疗服务市场具有典型的垄断竞争性。在收入水平下降或失去患者的压力下，医疗服务供给方会运用其在市场上的主导地位和诊疗处方权去扩大需求，诱导新的需求。可见，如果增加了供给会诱导更多的需求，但医疗服务价格不但不会下降，反而会提高，最终导致医疗服务提供方的经济收入增加。但是，这种供给诱导需求并不能起到多大的治疗效果，只是过度供给和过度需求，更重要的是不利于医疗卫生资源的合理配置，同时也促使医疗卫生费用高涨。

部分学者通过实证研究也发现，医生确实具有诱导患者需求的能力，医疗服务市场中存在诱导需求的行为（Cromwell，1986；Mckinlay，1996；Delattree，2000）。为此，相关学者提出了效用最大化、利润最大化、目标收入等理论模型来阐释供给诱导需求的产生。但是，根据经济学的最优化理论可知，如果诱导需求不存在某种成本限制供给诱导需求，医疗服务的供给方为了追求净收入会无限制地进行诱导需求。其中，Evans（1974）、

Stano（1987）分别用效用最大化与利润最大化理论来解释为什么医疗服务需求没有被无限制地引致。

医生作为一个追求效用最大化的提供者，医生的效用受到净收入、工作时间和诱导需求水平等因素的影响。如果收入增加能够给医疗服务供给者带来效用的增加，但由于诱导需求的行为会带来负效用，医生诱导需求的动机将弱化。随着诱导需求行为的增加，负效用也会随之增加（Evans，1974）。只有当这种不愉快感逐渐被获得的收入所抵消时，医生才会诱导需求。可以说，如果存在外部原因使得医生收入减少，当收入的边际效用上升，医生可能会增加诱导行为以补偿收入损失。当诱导需求产生的负效用与收入增加带来的正效用在边际上相等时，医生才会停止诱导需求的行为。

Stano（1987）则利用广告理论提供了另外一种解释，认为追求利润最大化是医疗服务供给方诱导需求的主要动机。在所有的不完全竞争并且存在不完美代理关系的市场中都存在供给诱导需求的行为。只要消费者拥有相对较少的信息并且依赖于卖方的信息，都会使每一个市场垄断者为了追逐利润最大化去诱导需求。在垄断或垄断竞争市场，利用广告是供给方用以提高利润的重要方式，而医生诱导需求的行为与非完全竞争厂商的广告行为类似。只要边际收入大于边际成本，医生为了追求利润最大化都有动机去诱导需求。只有当诱导行为的成本等于由此带来的边际收入时，医生诱导需求的行为才会受到约束。

Mcguire（2000）等运用目标收入假说来解释医生诱导需求的行为。在目标收入假定下，如果外部环境发生变化，医生人数增加，平均每位医生所提供医疗服务量就要减少，为了维持其目标收入，此时医生将会调整价格或服务量。而当政府对医疗服务价格有所管制时，医生只能选择诱导需求的方式增加医疗服务量，由此保证既定目标的实现。需要指出的是，目标收入假说并不一定意味着供给诱导需求的存在，它也无法解释医生如何决定目标收入及为何医生不追求最大利润的问题。

此外，供给诱导需求还有可能是出于防御性的动机。由于误诊被医生们视为医疗服务过程中最重要的风险，医生为了避免由于疏忽而导致的民事责任，即使知道一项检查或治疗并不需要，也会提供这些服务（Rice，1983；Mcguire，2000）。但是客观上，防御性治疗动机促使供给方会更加认真仔细对患者的每项医疗服务进行检查、复查和审核，因而医生防御性治疗对需求方也产生一定的有利影响。为此，防御性治疗同时存在正负效应，但目前的研究表明这两面效应尚不能明确以何为主，需要进一步的深入了解。另外，医疗服务供给者对医疗设备的所有权也被视为诱导需求的动机之一（Mcguire，2000）。

第二节　文献回顾①

国外关于健康与医疗服务利用理论的研究起步早，为后续研究提供了重要的理论支撑。近些年，学界就老年人的健康评价、医疗服务利用、医疗保险政策等方面展开深入探讨，但对某些焦点问题的认识尚未达成一致，亟须厘清。鉴于此，本书针对农村老年人的健康和医疗服务利用研究进行系统总结与梳理。

一、健康差异相关研究

20 世纪 90 年代初，“健康差距”（Health Disparity）一词在美国产生。随后，公共卫生领域对健康差距、健康差异、健康公平等概念的界定展开激烈讨论。研究初期，国外学者强调，健康差距并不是指所有人群之间存在的所有可能的健康差异（Health Difference），它是一种特殊的健康差异。但学界并没有对这种特殊性的内容加以具体阐述。直到 1992 年，Margaret Whitehead 明确指出健康差距等同于健康不平等（Health Inequality），不同国家之间或同一国家不同社会人群之间的健康状况和医疗服务利用确实存在着明显差异，这些差异可进行统计学测量，但并非所有的差异均代表不公平，只有那些可避免和不应有的差异才被认为是不公平。2010 年，美国卫生福利部发布 Health People 2020，文中将健康差距解释为一种与经济、社会或环境等不利条件密切相关的特殊的健康差异；而健康公平则是为个体创造平等的健康机会，最终消除健康不公平以及其影响因素，从而实现社会的公正目标。健康差异则被普遍认为是不同社会经济地位人群之间的

① 林晨蕾. 农村老年人健康及医疗服务利用——文献述评与研究展望，农业经济与科技[J]. 2018（9）：247-249.

健康状态或水平的不同。可见，健康差异不等同于健康差距，健康差异涵盖健康差距，前者侧重于对不同健康水平的客观描述，后者侧重于对健康不平等现象的分析。目前，现有文献大多采用洛伦兹曲线与基尼系数、集中曲线与集中指数、极差法、差异指数等方法对健康差距进行度量。健康差异的测量主要集中于主观指标和客观指标两个方面。

无论是在各国之间还是在各国内部，无论是穷国还是富国，无论其总体健康水平是高还是低，获得健康的机会都存在着一定的差异。从现有文献总结发现，健康差异主要体现在不同地区、不同个体之间健康水平程度的不同。

在健康地域差异方面，早期国外学者对老年人健康差异研究集中于进行跨国比较。随着研究的深入，Ines Weinhold（2104）、Victor Kreng（2011）通过研究发现，在发达国家，相对于城市而言，农村的医疗资源相对不足，尤其是初级保健系统不够完善，从而导致农村人口的健康状况不如城市。国内学者普遍认为，我国健康地区差异主要体现在城乡之间、地区之间。在农村卫生事业建设方面，我国医疗资源主要集中于城市，而农村配置不足，有限的医疗资源过多流向城市三级医疗机构，而且从我国居民健康状况来看，农村居民要远差于城市居民（葛凌霄，2010；代英姿，2014）。此外，不同省份老年人健康状况存在显著差异，东部地区老年人健康状况优于中、西部（解垩，2011）。

在健康个体差异方面，由于每个人的身体状况都不尽相同，其健康水平也不尽相同。Martin（2010）、顾和军（2011）等认为，不同社会经济地位成员之间的健康差异程度较大，且收入差距扩大会促进健康差距，反过来健康差距的加大又将作用于收入差距。也有学者从性别的角度对居民的健康做了深入细致的分析，宋璐（2010）、李建新（2014）指出在老年群体中，相对于男性老年人而言，女性老年人死亡率低、存活期长，但带病期也长，生命质量不高；但男性老年人更独立，不依赖子女。因此，总体而言，女性的健康状况更差。此外，生命周期、营养摄取与死亡率的不同也是健康差异的体现（Molini，2010）。

整体来看，学界对健康地域与个体间差异的认识还是相对一致，尤其对老年群体的健康研究也比较细致，但是鲜有从健康差异的角度对不同健康水平农村老年人进行分类并分别展开深入全面的探究，对其中规律性的认识也有待于进一步挖掘。

二、农村老年人健康及影响因素研究

1. 农村老年人健康状况

综观国内外研究，学界关于此方面的研究主要是围绕“三横”（躯体健康、心理健康，以及带有主观的健康自评）、“两纵”（城乡差异、性别差异）展开剖析的，并且大多以实证研究为主。一方面，大部分研究结果表明，农村老年人 ADLs 与 IDALs 的受损比例均高于城市，而心理健康则相反。例如，李建新（2014）等通过 2011 年中国老龄健康长寿影响因素跟踪调查（CLHLS）数据从三个健康维度分析发现，农村老年人 ADLs 无障碍、自感不孤独的比例为 79.70%、68.12%，分别高于与低于城镇的 75.55%、73.88%，而在自评健康方面差别不大。然而，另一些研究结果恰恰相反，例如，姜向群等（2015）针对 80 岁及以上的高龄老年人日常生活自理能力的研究得出，城镇老年人的失能比例（39.9%）高于农村老年人（33.1%）。同时，有学者指出农村老年人心理健康状况较差（佘秀英，2014），主要由于我国农村老年群体中有很大一部分属于留守老年人，子女长期外出务工，日常缺乏非核心亲属的关怀照料，使其缺乏安全感和对未来的信心（陶裕春，2014）。但还有学者却认为城乡老年人无论是躯体健康还是心理健康，差异都不显著（孟琴琴，2010）。另一方面，性别差异的视角一直是研究老年人健康的一个重要维度。国外以往研究发现，由于社会经济地位差异、有关健康知识了解多寡及所拥有健康资源的不同，进而导致了老年人性别上的健康差异（Nathanson，1967；Verbrugge，1979）。如日常活动能力方面，一般认为农村男性的自评健康和日常活动能力均优于女性。对此左冬梅（2011）的解释，一是比起男性来，女性易敏感、对自己身体变化关注更多，更容易把自己的健康状况自评为不好；二是老年女性在家庭中承担了大量家务，经济上更容易依赖他人，社会地位处于弱势。因此，女性比男性平均寿命要长，但农村女性老年人口的健康质量要低于男性。同时，农村老年女性一般缺乏体育锻炼，更容易陷入认知障碍。但在心理方面学者观点并不一致，韦艳等（2010）研究发现，相对于男性老年人而言，女性老年人更容易在主观上获得幸福感，但又更倾向产出抑郁心理。同时，绝大多数农村老年女性更容易产生孤独寂寞感，相对于男性，农村老年女性心理现状不容乐观。但也有学者指出在受教育程度、收入水平、生活环境等生活背景基本相同的情况下，女性老年人心理健康水平优于男性（唐丹，2011）。由上可知，学者们的研究结果或多或少存在一些相互矛盾之处，这也许与测评指标、变量选取或者采用数据不同有关。因此，关于全国农村老年人健康水平如何的议题不能一概而论，更难以获得完全一致的结论。

2. 农村老年人健康影响因素

国内外学者对影响农村老年人健康的因素开展了较为深入的研究，这些研究涵盖了社会经济地位、人口因素、生活方式以及社会支持等方面。首先，社会经济地位因素主要包括收入水平、受教育程度以及职业地位。王晓英（2014）、齐良书（2011）等利用调查数据通过描述性统计及计量模型证明收入、经济支持、教育对农村老年人健康的影响有显著正效应。其次，人口学因素一般包括年龄、婚姻、性别、患慢性病的种数等。向运华（2016）指出，年龄、罹患慢性病的种数与农村老年人健康水平呈负相关（性别因素在前面部分已做介绍，这里不再赘述）。此外，婚姻对老年健康尤其是心理健康具有保护作用，有配偶的老年人心理健康水平优于无配偶的，甚至死亡水平都低于无配偶的。再次，在生活方式因素方面，顾大男（2003）表明拥有良好的生活习惯的老年人（例如经常参加体育锻炼、不酗酒、不吸烟）的生活质量或心理品质更佳。最后，社会支持有两种形式：一是正式社会支持，二是非正式社会支持。正式社会支持指由政府、社区等组织提供的社会保障、社区服务等；非正式社会支持指由亲人、朋友等提供的赞同、支持等。近年来，关于社会支持影响健康的研究越来越丰富，李实（2011）、周成超（2009）认为，有养老金的农村老年人健康状况更好，空巢家庭的老年人健康自评状况不如非空巢家庭的老年人，与家人交流多的老年人的心理健康优于与其他人交流多的老年人。刘宏（2011）发现，收入与居住均独立的老年夫妻无论是躯体健康还是心理健康都具有明显的优势，而依靠亲人供养的独居养老模式是健康水平最差的。此外，宗教信仰、照顾子女的经历对农村老年人的身心健康有益，会降低他们的死亡率。以上对健康影响因素的实证分析结论，为政府决策提供了有力的参考。然而，这些研究更多的是将农村老年人视为一个整体，而较少考虑到不同老年人的个体健康差异性。针对这种研究不足，左冬梅等（2011）专门针对农村留守老年人，围绕其收入、受教育程度、年龄以及社会支持等因素展开研究。由于农村留守老年人是劳动力大迁移带来的社会现象，宋月萍（2014）等就子女外出务工对农村留守老年人健康的影响进行探讨，发现子女外出务工对农村留守老年人心理健康的影响较生理健康影响更大。可进一步细分农村老年人健康差异的研究几乎没有，在当前经济转型、社会转轨和人口转变的关键时期，有必要进一步研究个体健康的差异，才能较好地反映这部分“弱势群体”健康问题的特殊性。

三、农村老年人医疗服务利用及影响因素研究

1. 农村老年人医疗服务利用状况

整理现有文献总结发现，国外学者一般选择在一定时期内看病的频率来衡量医疗服务利用水平。例如，看医生的次数（包括拜访牙医的次数）、住院天数、看急诊的次数等（Van，2008）。由于国内数据限制，其频率数据提供的信息较少，且准确性不是很高。国内衡量医疗服务利用变量主要有：就诊概率（门诊利用与住院利用）和医疗费用支出（门诊费用支出和住院费用支出）等。

2008 年国家第四次卫生服务调查显示，城市老年人患病两周未就诊率为 4.8%，农村老年人的比例为 13.3%，城市老年人应住院而未住院的比例为 27.4%，而农村老年人的比例为 34.9%，且经济困难为农村老年人未就诊的首要原因。学者们根据采集的数据分析发现，在患病的样本中，大部分患者接受了门诊医疗服务，但住院服务利用低。姚兆余（2014）根据 2011 年江苏省调研数据分析指出，农村老年人患病就诊比例为 56.95%，人均门诊支出为 1651.04 元，人均住院支出为 1392.97 元。张丽（2014）利用 2011 年中国健康与养老追踪调查（CHARLS）数据分析发现，农村老年人应住院而未住院比例为 30.7%，农村老年人最近一次住院费用为 6094.94 元。从现有文献可发现，学界的研究结论与国家卫生服务调查结果基本一致，且 2018 年人均医疗费用支出的结果高于 2008 年国家第四次卫生服务调查中农村地区平均住院费用的 3685 元，这可能与物价上涨、农村生活水平提高、医学技术的更新等有关。尽管这些学者的调查数据或采用数据发生在不一样的时间、不一样的甚至相距很远的地方，但是结论还是比较一致，即农村老年人的应就诊而未就诊、应住院而未住院比例都是维持在一个较高的范围。这说明农村老年人规范治疗率相对低下、医疗服务利用并不理想。

2. 农村老年人医疗服务利用影响因素

（1）先决要素。受教育程度是影响农村老年人医疗费用支出的重要因素之一，受教育水平的提高能够增加老年人的医疗支出（Newhouse，1976）。一是受教育水平与老年人的健康意识成正比，教育程度越高，老年人越愿意为自己健康做投资。二是教育水平提高直接促进收入增加，从而增加了医疗支出。另外，年龄是影响农村老年人医疗服务利用的显著变量，但是年龄与农村老年人的住院医疗支出负相关（柴化敏，2013）。此外，性别也是影响农村老年人医疗支出的因素之一，宋璐（2010）研究表明，在发生医疗支出的患者中，女性比例高于男性。然而，在是否就诊方面结论并不一致。姚兆余（2014）通过数据检验得出老年人进行就诊决策时一般不考虑年龄、性别、婚姻状况、受教育程度等因素。但也有学者发现性别和年龄会影响老年人的就诊行为，男性比女性就诊概率高，年龄越大就诊概率也越高（吕美晔，2012）。还有学者认为老年人婚姻中的配偶因素对医疗服务的作用比较显著（江金启，2014）。相对于独居老年人，有配偶共同居住的农村老年人的住院概率更低，这也许是因为有配偶的相互照料老年人的健康状况会更好（陈华帅，2009）。由于我国城乡二元体制及地区经济差异，学者在考虑这一因素时可以加入地区虚拟变量，以控制地区差异的影响，并把此因素归入先决要素，并指出城镇老年人的医疗费用支出明显高于农村老年人（熊跃根，2016）。

（2）使能要素。使能要素主要包括经济因素及医疗服务的可及性。经济因素主要指家庭或个人的收入、医疗服务价格。收入因素方面，对于一般情况而言，家庭收入对促进老年人就诊与医疗服务支出有明显正相关，这同时也说明了较低的收入水平将阻碍居民患病后前去就诊。但也有一部分学者认为无论是个人收入还是家庭年收入状况对农村老年人医疗服务利用的效应主要表现在是否就诊上，对住院概率没有显著影响，而且家庭收入反方向作用于老年人住院支出，这也许因为农村仍存在“因病致贫、因病返贫”现象（张丽，2014）。医疗服务价格因素方面，如果医疗服务的价格过高的话，会有相当一部分老年人选择不就医，这严重影响了其健康状况（潘丹，2010）。

医疗服务可及性也是影响医疗服务利用的重要因素。1981年，Penchansky 和 Thomas（1981）将医疗机构距离上与医疗服务经济上的可及性作为医疗服务可及性的测度指标。这两个变量国内外一般用从家到住院医疗机构的距离（时间）和是否参加医疗保险来替代。学界关于地理位置的可及性看法比较一致，认为大部分农村居民就医时倾向于选择距离较近及用时较短的医疗机构，尤其对农村老年人而言，如果医疗点距离居民的住所太远的话，就会有更多的老年人对于一些不太严重的病选择不就医，从而使得其对于医疗服务的利用率大大降低。同时，就诊路途耗费时间越多，就诊的可能性就越低。然后，关于医疗保险的作用，目前学者们的观点还存在分歧。一部分学者认为，新农合制度对农民的医疗服务利用具有显著影响，且主要表现为提高就医程度（高梦涛，2010）。刘国恩（2011）利用 CLHLS 数据，运用样本选择模型与两部模型分析发现，有医疗保险的农村老年人及时就医率为 91%以上，且可以减轻老年人家庭医疗费用自付比例。程令国（2012）也指出新农合促进了农村居民医疗服务利用水平的提高，同时还降低了参与者的自付比例。更为重要的是，新农合提升了参合者的医疗服务利用率从而提高了他们的健康水平。相反，另一部分学者认为，新农合虽然提高了老年人的门诊和住院的医疗支出，但最后医疗费用总支出不降却反而上升，也就是说，新农合对减少大病支出和因病致贫的作用较为有限（Wagstaff，2009）。而且，新农合不是通过促进老年人就诊和医疗支出来改善健康状态，而是通过预防保健来改善（Lei Xiaoyan，2009）。

（3）需要要素。健康状况是农村老年人医疗服务利用的重要决定因素，人们身体健康状况程度会影响其利用医疗服务的数量（封进，2007），具体表现为是否患有慢性病与疾病严重程度对老年人就诊概率与医疗费用支出呈正相关。学界对需要要素对健康影响的结论相对一致，即身体状况优良的农村老年人的医疗服务利用率要低于健康不佳的老年人。有学者通过研究发现患有慢性病的农村老年人过去一年选择住院的概率比未患慢性病的老年人要高得多；IADLs 功能障碍农村老年人比 IADLs 功能完好者的住院概率高；ADLs 功能障碍的农村老年人比 ADLs 功能完好者的住院费用要高（张丽，2014）。此外，疾病程度为严重的老年人就诊概率是疾病不严重的老年人的数倍；且疾病程度为严重的老年人患者的医疗支出水平明显要高于疾病程度不严重的患者。

综合来看，现有医疗服务利用文献中单纯以农村老年人为研究对象的较少，大部分学者是以全国老年人或农村居民为研究整体，然后对城乡或不同年龄段居民进行对比；即使有以农村老年人为研究对象的，但在研究内容上只选取了医疗服务利用的其中一个方面，例如住院服务或医疗费用支出。因此，要更全面地了解农村老年人医疗服务利用情况，还需进行综合调查才能获知。

四、简要述评与研究启示

从以上综述可以看出，不同学者从社会学、经济学、管理学及医学等多学科角度出发，运用问卷调查、统计及计量经济模型等多种方法，围绕农村老年人健康及农村老年人医疗服务利用现状、影响因素等方面进行研究，已经取得丰富的研究成果，但仍存在一些不足和缺憾：首先，现有研究往往把农村老年人作为一个整体，缺乏内部细致的健康比较与分类。基于这样的研究结论而推行的健康及医疗服务政策并不适用于不同健康水平的农村老年群体，研究的普适性应有待探讨。现实中，除了健康因素，不同健康分类的老年群体影响他们做出医疗决策的因素可能不同，因此农村老年人的健康是可以也是有必要进行分类的。其次，关于健康的测度与医疗服务利用指标的选取说法不一，还未形成统一的、普遍适用的并得到学界一致认可的指标体系，进而获得的研究结论和观点尚不统一甚至对立。是否是因为指标选取的不同造成还停留在讨论阶段，并未展开实证研究。最后，针对农村老年人医疗服务利用影响因素研究，研究层面比较单一。尤其在实证方面，医疗服务内容涵盖不全面，要么是住院服务、要么是医疗费用支出，缺乏从整体层面来挖掘老年人医疗服务利用的影响因素。

当前中国人口老龄化危机日益加深，有效实现农村老年人医疗服务利用，提升农村老年人的健康水平，有助于我国平稳度过“银发浪潮”的冲击。但是如何提升老年人医疗服务利用率这一问题不能一概而论，当前老年人的疾病谱系发生了变化，不同健康状况的老年医疗服务利用水平存在一定差异，这意味着有必要从健康差异的角度对老年人进行分类，进而寻找不同健康状况老年人医疗服务利用的一些规律性特征。并立足于我国目前的医疗卫生服务体系与农村医疗保险制度，通过搜集实地调查数据，构建分析框架与理论模型，对如何完善不同健康等级农村老年人的医疗服务利用、有效保障农村老年人健康等问题展开了细致的实证分析。

第三章　农村医疗卫生事业发展历程与现状

新中国成立之初，农村地区的卫生资源极为匮乏、缺医少药、疫病流行，在将卫生工作的重点放到农村的重大战略调整下，我国农村医疗卫生事业经历了从无到有的过程，得到了长足发展。但长期以来，中国社会、经济的发展深受二元经济体制的影响，再加上自改革开放以来，医疗服务领域过度市场化，在“市场高效”和“政府低效”的共同作用下，严重阻碍了农村医疗卫生事业的发展。而提升农村老年人健康和医疗服务利用的一个重要前提是有效的医疗卫生服务供给。本书的主要研究目的是通过考察不同健康等级老年人的医疗服务利用的特征和影响因素，尤其是农村医疗保险对老年人医疗服务利用的作用，最终为政府的农村医疗卫生改革提供科学依据。本章对于全书的意义在于，通过对我国农村医疗卫生改革与发展进行回顾与梳理，描述和分析我国农村居民的健康状况与医疗卫生状况，以及披露农村医疗卫生存在的问题与原因，进而明确后文实证分析的环境和背景。

第一节　农村医疗卫生事业的发展历程

一、农村基层医疗卫生工作的发展与演变

1. 计划经济时期农村基层医疗卫生工作的发展与演变

新中国成立初期，我国农村卫生状况恶劣，人民贫困多病、医疗机构残缺不全且分布不均、诊疗技术水平相当落后，整个中国农村地区几乎没

有系统的农村卫生服务体系。1950年8月，中央人民政府卫生部与中央军委总后勤部卫生部联合召开第一届全国卫生工作会议，参加会议的各地卫生工作者就全国当时的卫生情况以及人民群众对卫生保健的要求进行了广泛深入的讨论，一致同意以“面向工农兵”“预防为主”“团结中西医”作为新中国卫生工作的三大方针。具体而言，一是中国人口多，医药少、死亡率高的卫生状况，卫生工作者要发动全国人民和疾病做斗争，使中国人口最多的工农大众得到健康，并以此保障经济建设的发展。新中国卫生工作与旧中国的本质区别就在于其服务对象是广大人民群众，他们才最需要改善医疗卫生条件、改变不卫生的习俗，是最需要得到卫生科学知识的人群。“面向工农兵”关系到卫生工作的原则和立场。二是卫生工作的基本原则是保护健康，而不是病后抢救，所以必须以“预防为主”。医疗卫生工作以预防为主，具有经济、主动、人道、有效等优势，特别是在卫生技术条件相对较弱的新中国，通过这种手段，能够以最低的成本取得最大的效果。在工作中要着重依靠群众，给群众以卫生教育。“预防为主”的方针应首先针对对群众危害最大的疾病。对天花、婴儿破伤风、鼠疫等疾病，要马上组织普遍的预防，定期予以全部或大部分的消灭；对结核病等疾病的预防，也要开始重点实行，等取得经验再推广至全国。三是中医在中华人民共和国成立以前一直受国民党政府的排斥和歧视，中西医之间存在较深的隔阂。但在当时穷困落后的中国农村，中医比西医更能发挥优势。中医在中国有历史长、数量大、分布普遍的特点，对于保障中国人民的健康是不可缺少的一种力量，必须长期加以扶植和保存。新中国卫生工作的三大方针充分反映了我国社会主义卫生事业的本质，为新中国卫生事业的发展指明了方向。

为了迅速改善农村缺医少药的落后局面，第一次全国卫生会议还决定有步骤地发展和健全全国的基层卫生组织。20世纪50年代，伴随着农业合作化运动的兴起，出现了农业生产合作社的保健站。同时，国家在乡镇一级兴办了集体所有制的联合诊所，在县和区一级逐步建立了全民所有制的卫生院和卫生所。这些农村基层卫生组织逐步化解了农村缺医少药的被动局面。但由于农村人口数量大、不良卫生习惯严重、就医需求大，存在农村医疗卫生技术人员、医疗设备等问题满足不了广大农民的就医需求。在这种情况下，中央政府决定利用较为丰富的城市医疗卫生资源来支援农村，组织城市医疗卫生人员到农村进行巡回医疗，农村巡回医疗为当时我国农村医疗卫生事业的发展做出了积极的贡献。其独特的优势在于，农村巡回医疗在城市医疗卫生与农村医疗卫生之间架起了一座桥梁。这种形式不仅形成了城市医疗卫生和农村医疗卫生之间的互动，使得城市的医疗卫生工作人员了解和真实体验农村医疗卫生的实际工作情况，同时还使得农村医疗卫生工作人员接触到专家教授，学习到新的医疗知识与技术，扩展了他们医疗卫生工作的思路。

1959 年，卫生部召开了全国农村卫生工作现场会议，推行依靠三级医疗预防保健网来加强农村卫生工作。三级医疗预防保健网是以县级综合性医院为龙头，以卫生院为枢纽，以大队合作医疗站为网底。并在全国农村范围内组成一个完整的医疗预防体系，综合实施了医疗、预防、保健等卫生工作。直到 20 世纪 60 年代中期，较为全面的覆盖整个农村地区的县、乡（公社）、村（生产大队）三级卫生的服务网已经形成。三级医疗卫生机构各有分工、相互协作、上下支援、逐级指导。其中，大队合作医疗站、卫生在整个网络系统中处于最基层，它可以合理分流病源，促进农村居民合理利用医疗资源，有效地缓解上级医疗卫生机构的压力，充分提高系统的运行效率；公社卫生院在这一网络中起着“网结”的重要作用，既要对大队卫生所实行业务指导和支持，如药品的发放、赤脚医生的培训及评估等，同时又要接受县级医疗机构的业务指导；县级综合性医院处于网络的顶层，主要提供技术支持和政策指导。三级卫生服务网在农村卫生工作中发挥了巨大的作用，把疾病预防在基层、治疗在基层、控制在基层。可见，村三级预防保健网的建立和发展，与旧中国残缺不全的医疗服务机构形成了鲜明对比，这是新中国农村卫生工作的重大突破，也初步构建了我国农村完整的医疗卫生体系。

2. 经济体制改革时期农村基层医疗卫生工作的发展与演变

中国的改革起源于农村，我国农村从改革开放后到 20 世纪 90 年代初的十多年里，经历了人民公社解体、家庭联产承包责任制实行、农民土地经营权的重新获得等重大改革，这对农村基层医疗卫生组织基础和经济基础的变迁产生了重大影响。首先，原先农村基层医疗卫生机构的运营深深依附于集体经济，公社卫生院营运所需的大部分经费以及大队卫生室营运所需的房屋、器械、人员经费和流行资金等全部费用都是由社、队财务负责。家庭联产承包责任制实行后，农村吃“大锅饭”的利益分配方式被打破，原来的经济核算单位由集体变为家庭，农村集体经济的削弱使得农村医疗服务资金支持的缺位，最终导致公社（乡）卫生院和大队（村）卫生室陷入困境。其次，在人民公社时期，人民公社具有对农村社会极强的整合能力，是农村基层政权单位。农民个人依附于集体、集体组织又紧紧依附于国家，其命运在很大程度上受制于被国家赋予的而又难以转换的身份地位。在这种行政组织的网络格局中，国家通过行政上的中央集权、经济上的统一计划与大规模社会动员的方式，实现强有力的层层整合。在这种体制下，政社合一的公社组织是农村基层医疗卫生机构强有力的组织基础。人民公社解体后，开始推行村民自治，实行乡、村、组管理体制。由于大多数农村基层干部使用多年的行政干预权力被“剥夺”，导致农村基层政权对农村社会整合能力下降，农村基层医疗卫生机构组织基础明显被弱化。最后，改革开放后，农村基层政权的大部分精力都集中在搞活经济、提高生产效率上，降低了对农民看病就医需求的关注度，基层干部对推行农村基层医疗卫生工作的积极性大幅下降，农村基层政权对医疗卫生工作的重视程度减弱。

同时，这一时期“分灶吃饭”的财政改革使地方财政对农村基层医疗卫生的投资逐渐紧缩。国务院于 1980 年出台了《关于实行“划分收支、分级包干”财政体制的暂行规定》，即“分灶吃饭”制度。这个规定的主要内容是将财政收入划分为固定收入、分成收入与调剂收入三类，而财政支出按企事业单位的行政隶属关系进行划分，地方财政在划分的收支范围内多收多支、少收少支、自求平衡。“分灶吃饭”财政体制的实施，更好地调动了地方政府当家理财的积极性，扩大了地方的财权和机动财力，加强了各级地方政府的责任心，增强了地方权、责、利的结合，同时也使地方对自身的财力财源做到心中有数，便于主动地筹划和安排本地区经济和社会的发展。

然而，“分灶吃饭”的财政体制实施后，一方面，当时全国都将工作重心放到经济建设上，同时伴随着地方财政自主权的扩大，地方政府应该承担的公共服务职能的范围限定不明确。地方政府从短期、局部利益出发，将工作重点放到发展工业项目上，忽视经济效益不显著的公共服务的发展。由于地方政府工作重心的失衡导致地方财政对农村基层医疗卫生的投入不断减少，农村基层医疗卫生工作的开展也愈加困难，为各种矛盾逐渐尖锐化埋下隐患。另一方面，国家对县、乡两级卫生投入的要求没有相关法律法规来约束，缺乏权威性，加上有的地方政府对卫生投入问题不够重视，即使是经济发达的地区，也很难保证对农村基层医疗卫生的投入，这是造成乡镇卫生院、村卫生室公共卫生服务功能逐渐丧失，走上自主经营方式，朝市场化方向发展，追求利润最大化，公益服务性质降低的原因之一。但当时卫生主管部门并未意识到这种政策的重大弊病，造成了乡镇卫生院县、乡两不管的境地。

改革开放以来，随着经济体制改革的深化，医疗卫生服务领域深化市场化改革，使得乡镇卫生院技术人员流失严重、资金短缺、医疗设备陈旧落后的现象普遍存在。尤其是在20世纪90年代以后，随着医药技术的进步、医疗需求的增加、部分村卫生室的私有化等，促使医疗服务和药品等资源价格的飞涨。在这样的背景下，我国政府对农村卫生服务的投资在总投资中的比例没有提升，反而呈下降趋势，农村居民“因病致贫、因病返贫”现象日益恶化。2001年，世界卫生组织公布了《2000年世界卫生报告》，在医疗卫生绩效和费用负担公平性方面，中国在所列的191个成员国名单中排倒数第4位。中国曾被认定为发展中国家医疗卫生服务系统的典范，医疗卫生系统近年来的管理与运行却面临效率低、公平性差等一系列问题，成为了国际医疗卫生服务研究的反面典型。

3. 转型时期农村基层医疗卫生工作的发展与演变

20世纪90年代，将医疗卫生服务推向市场后种种问题开始逐渐显现，政府开始在政策层面上向农村基层医疗卫生倾斜。1990年，卫生部在《卫生事业第八个五年计划和2000年规划设想》中提出，中国80%的人口在农村，农村是医疗卫生工作突出的战略重点。此后为贯彻“八五计划”，改善农村卫生和基层预防保健工作的设施条件和服务能力，国家计委、卫生部等组织实施农村卫生“三项建设”工程，使乡镇卫生院、县防疫站、县妇幼保健院等医疗机构达到人才、设备、房屋三配套的要求。

此外，为响应世界卫生组织提出的“2000年人人享有卫生保健”的目标，我国农村按照“两步走、三阶段”的战略部署推行农村初级卫生保健工作。第一阶段（1989~1990年），即规划试点阶段，主要任务为全面进行初级卫生保健的宣传教育，健全农村三级卫生网，改革与完善医疗保健制度，选择条件适应的县作为实施初级卫生保健的试点等；第二阶段（1991~1995年），即全面普及阶段，主要任务是在当地政府的领导下，通过政府各职能部门的协同和群众的充分参与，全面实施“人人享有卫生保健”发展计划；第三阶段（1996~2000年），即加速发展、全面达标阶段，主要任务是在社会经济条件进一步发展的基础上，完善发展初级卫生保健的内部机制，第二阶段已达标的县要在新的基础上继续努力，如完善全国范围的检查考核、总结验收等。为了在农村实现“2000 年人人享有卫生保健”的目标，党和政府决定在全国农村分地区、分阶段、分层次地实施全面初级卫生保健。从此，我国农村的初级卫生保健成为农村卫生工作的“龙头”，牵动着农村卫生工作向纵深发展。全国多数省、市、县成立了初级卫生保健领导机构，由政府协调工业、农业、水利、环保、教育、宣传等各部门的工作，把初级卫生保健工作列入本地区的总体发展规划，并取得了初步成果。

与此同时，乡村医疗卫生服务一体化管理模式逐渐形成。卫生部于 1999 年印发了《关于进一步规范和积极稳妥地推行乡（镇）村卫生组织一体化管理的几点意见》（以下简称《意见》），《意见》指出，全国各地试行的乡（镇）村卫生组织一体化管理收到了良好效果，这证明一体化管理有利于提高卫生机构管理水平和人员专业水平；有利于巩固、完善和发展合作医疗；有利于巩固和发展农村三级医疗预防保健网；有利于规范农村药品流通和医疗行为；有利于落实综合医疗预防保健。一体化管理模式的推行取得了一定的成效，规范农村药品流通、提高医护人员专业水平与医疗、巩固基础预防保健。但是，到了 20 世纪 90 年代后期，由于政策执行力度不够以及在管理上操作不够规范，该模式的弊端凸显。一体化管理实行多村联合办医，对于本村没有设置诊所的患者而言，就医的便捷性降低；村卫生室的相关补偿没有及时到位，乡村医生的利益收到损伤，工作积极性下降；由于集中管理造成了部分乡村医生的闲置，部分没有被乡镇卫生院聘用闲置的医生开始非法行医，他们的既得利益与医疗卫生行政部门形成了尖锐的矛盾。这些问题最后导致了乡村一体化管理流于形式。

4. 21 世纪以来农村基层医疗卫生工作的发展与演变

进入 21 世纪后，农村基层医疗卫生工作受到各级政府的重视，民生工程与新农村建设为农村基层医疗卫生的发展带来了新的契机。党的十六届三中全会提出了科学发展观，其核心是以人为本。以人为本的科学发展观的内涵充分体现了党对民生工作的关注。民生工作就是与人民生活水平、生活质量密切相关的各项工作，要做好民生工作就要以科学发展观为指导。党的十七大不仅提出了“全面建设小康社会奋斗目标的新要求”和

“全面改善人民生活”的新任务，而且着重阐述了“加快以改善民生为重点的社会建设”的战略思想，更加明确地将“民生”作为核心之一放在极其重要的位置。民生建设的重要内容之一就是政府加强对公共服务和公共产品的供给，让人民群众能够平等地享受到各种公共服务。基本医疗卫生具有特定的公益性和社会福利性，属于公共服务和公共产品的范畴，为全体居民提供公共卫生服务和基本医疗服务是各级政府不可推卸的责任。民生建设强调必须在经济发展的同时，需着力保障和改善民生，推进社会体制改革。

同时，中共中央再次将社会主义建设和改革的重心放到了农村，农村基层医疗卫生也迎来新的发展机遇。新农村建设的重要内容之一就是在加大公共财政对农村公共事业投入的基础上，加强农村医疗卫生体系建设。在党的十六届五中全会上，中共中央又提出了按照“生产发展、生活富裕、乡风文明、村容整洁、管理民主”的目标，建立富裕、民主、文明、和谐的新农村这一重大决策。接下来农村基本卫生工作中有很多内容成为新农村建设的重点，如农民拥有健康的身体才能更好地发展生产，更快实现共同富裕，改水、改厕、垃圾处理、精神卫生工作成为了“村容整洁”“乡风文明”的基本要求。

政府不仅在政策上给予了充分的支持，还不断地增大财政投入的力度，这使得各种政策的有效落实都有了充分的保障。2002 年国务院下发了《关于进一步加强农村卫生工作的决定》，明确加大了农村医疗卫生的投入力度，优化了城乡医疗资源配置，全面落实初级卫生保健目标，满足农民群众不同层次的医疗卫生需求，从整体上提高农民的健康水平。接着，乡（镇）卫生院的人员、业务、经费划归县级管理在 2006 年底基本完成，这对乡级财政无法承担乡镇卫生院财政开支的问题给予了充分的政策保障。同时，还加强培养基层医疗技术人员队伍，鼓励卫生人才到农村基层就业。为了缩小城乡医疗机构在资源、人才、技术等方面的差距，开始实施“巡回医疗”，即县级医院下乡巡回医疗制度，这有效地促进了城乡医疗机构互联互动。此外，对农村基层医疗卫生机构的功能职责做了明确定位。村卫生室的职能是承担基本疾病防治和转诊、妇幼保健、健康教育等工作，提供巡诊和上门服务。原则上每个乡（镇）应有一所卫生院，对于医疗资源较丰富的地区，卫生院要缩小规模，主要承担预防保健服务。

党的十六届六中全会上通过的《中共中央关于构建社会主义和谐社会

若干重大问题的决定》，提出要“完善公共财政制度，逐步实现基本公共服务均等化”。城乡公共服务均等化的推进，公共卫生服务均等化逐渐向农村基层覆盖。在公共财政不断向农村基层倾斜的同时，公共财政中农村基层医疗卫生获得的政府投入份额不断加大。此外，农村税费改革的实施导致了农民负担也明显下降，农民可支配性收入增多，而农民家庭保健支出负担相对减小，促进了农村居民健康水平的提升。

但2003年“非典”的暴发对政府公共卫生应急能力、各级卫生部门、医疗机构甚至整个医疗体系构架都提出巨大挑战。“非典”疫情虽然没有大面积在我国农村地区蔓延，但是给农村基层医疗卫生工作带来了深刻的启示。一直以来，县、乡、村三级监控网络在应对突发公共卫生事件中发挥了举足轻重的作用，但是农村基层医疗卫生优质资源严重匮乏，农村基层建立的发热门诊基础条件非常差，隔离效果不好，不符合防治“非典”的需求；广大基层医护人员直接暴露在“非典”威胁下，对二级感染造成严重隐患；即使部分乡镇卫生院基础条件稍好，平时也以提供医疗服务为主，缺乏应对突发公共卫生事件的能力和经验。这给我国农村医疗卫生事业的发展敲响了警钟。

二、农村合作医疗保险的发展与演变

农村合作医疗是我国针对农村居民的一项基本医疗保障制度，它属于国家制度安排，因而不同时期的制度环境变化均会直接决定并影响农村合作医疗制度的范围、内容、进程及实施效果，从而进一步导致农村合作医疗制度的变迁。基于制度变迁周期的划分方式，本书将我国农村合作医疗制度的变迁大体划分为三个阶段：传统的农村合作医疗的创建与发展（1949~1978年）、农村合作医疗的衰退（1979~2002年）、新型农村合作医疗的建立与发展（2003年至今）。

第一阶段：传统的农村合作医疗的创建与发展（1949~1978年）。随着20世纪50年代我国农业合作化和人民公社化运动的兴起，山西省高平县米山乡建立“医社结合”保健站，培训保健员、复训接生员，尝试搞合作医疗，保健站采取了“合医、合防、不合药”的制度。其保障对象是人民公社农民，社会每年缴纳一定保健费，病患是只缴纳小额药费或挂号费，其他部分由公社或大队公益金补助。这种制度实际上是农村实行合作医疗的雏形。1959 年，卫生部在山西省稷山县召开了全国农村卫生工作现场会议，首次肯定并提倡在全国范围内建立集体合作医疗制度，制度的筹资机制是：人民公社补助与社员个人缴费相结合，基金统一调剂使用。1960 年，中共中央批准并向省、直辖市、自治区党委转发了卫生部党委组的报告及附件，要求各地参照执行，这是新中国成立后中共中央下发的第一个有关农村合作医疗的文件，对农村合作医疗的发展起到了积极的指导作用。1965 年，中共中央批转了卫生部党委《关于把卫生工作重点放在农村的报告》，强调需加强农村基层卫生保健工作，极大地推动农村合作医疗保障事业的发展。1966 年，合作医疗的经验得到毛泽东主席的批示和赞赏，合作医疗制度很快在全国得到发展和普及。1979 年，卫生部、农业部、财政部三部委联合下发了《农村合作医疗章程试行草案》，标志着合作医疗的制度化和自愿性的社区医疗成为强制性的集体福利。

传统农村合作医疗通过向农民提供适宜、低价的医疗服务，为广大农民提供预防和基本卫生保健。同时，合作医疗也有效地提高了劳动生产率，大幅提升了广大农民的健康水平和预期寿命，在一定程度上推动了当时农村经济的发展，因此被国际社会公认为是发展中国家解决医疗经费的成功范例，但其也存在补偿比率、补偿范围和资金筹集率等具体政策的测算科学性不足的问题（王红漫，2004）。

第二阶段：农村合作医疗的衰退（1979～2002 年）。党的十一届三中全会后，中国开始从传统计划经济体制向市场经济体制改革，农业生产由原来的集体所有经营体制变为集体所有、家庭联产承包经营。这一变革在有效地激励农业生产、提高农村生产力水平和增加农民收入的同时，也使得农村集体经济组织在完成土地分配后退出了直接农业生产领域，集体积累减少，经济实力下降，合作医疗失去了赖以生存的经济基础和制度基础。同时，合作医疗政策不稳或相互矛盾，政府对合作医疗制度的投入不足，缺少合理的法律规范、卫生政策和卫生组织，从而导致农民对合作医疗制度的不信任，更重要的是合作医疗因抗风险能力差、保障程度低而无法满足农民多元化的医疗需求，吸引力不足。在上述因素的共同作用下，传统农村合作医疗制度迅速解体。但农民相对低下的货币支付能力与日益增长的医疗费用这一农村社会突出矛盾日益尖锐，农民的“因病致贫”和“因病返贫”现象逐渐凸显。20 世纪 90 年代，中国许多地方政府努力恢复和重建农村合作医疗制度，即“第二次合作医疗”。1991 年，国务院出台了《关于改革和加强农村医疗卫生工作的请示》的通知，要求各级领导从卫生事业发展长远战略着眼，从当前农村卫生事业严重不足，城乡之间医疗卫生资源分布极不合理情况出发，通过整顿和深化改革，将农村卫生事业振兴起来。并提出为实现人人享有卫生保健目标需要稳步推行合作医疗保健制度，进行了一系列的制度安排，如筹资原则为个人筹资为主、集体扶持、政府适当支持。但由于没有突出政府的筹资主体责任和制度设计的缺陷等原因而未能成功。1998 年合作医疗在行政村覆盖率仅为 6.5%（黄庆杰等，2003），农村合作医疗并没有达到国家预想的实质性好转。这直接造成较为普遍的农村居民“因病致贫”和“因病返贫”现象，在一定程度上变成了严重影响农村经济发展和社会稳定的社会性问题。

第二次合作医疗改革进展缓慢，常常陷于“春办秋黄”的境地。从根本上来说，传统合作医疗赖以存在的经济基础和组织机构的解体导致这一模式难以为继，这一时期，我国农村公共卫生和基本医疗服务水平严重下降，农民个人和家庭成为完全的医疗付费者，医疗卫生公平性、可行性等方面城乡差距悬殊。

第三阶段：新型农村合作医疗的建立与发展（2003 年至今）。20 世纪 90 年代以来，由于农民缺少基本医疗保障，再加上医疗服务市场的过度市场化和商业化，导致农民“因病致贫、因病返贫”贫病交互影响的现象更为突出。2002 年以来，政府多次下发文件及颁布法案以再次重建农村合作医疗制度，即“新型农村合作医疗”。2003 年正式实施的《中华人民共和国农业法（修正草案）》中规定：“国家鼓励支持农民巩固和发展农村合作医疗和其他医疗保障形式。”要求各省、自治区、直辖市直属中央政府自 2003 年以来，选择至少 2~3 个县（市）现行试点，取得经验后再逐步打开。争取到 2010 年基本实现新型农村合作医疗覆盖全国农村居民的阶段目标。新农合是一种农民自愿参加，个人、集体和政府多方筹资，以大病统筹为主的农民医疗互助共济制度。2012 年，人力资源和社会保障部、国家发展和改革委员会、财政部、民政部及保险监督管理委员会 5 部委联合发布《关于开展城乡居民大病保险工作的指导意见》，并提出在基本医疗保险的基础上，对城乡居民的大病患者发展的高额医疗费用给予一定补偿，保障对象为城镇居民医保、新农合的参保人，所需资金来自城镇居民医保基金或新农合基金，城乡居民大病保险是基本医疗保障功能的拓展和延伸，以便更好地解决人民群众“因病致贫、因病返贫”的突出问题。

与传统的农村合作医疗不同的是，新型农村合作医疗具备以下四个显著特征：一是保障内容，新农合的侧重点在于大病、重病，对农民的大额医疗费用或者住院费用进行补偿，重点是解决农民“因病致贫、因病返贫”等问题，同时提高农民抵御经济风险的能力；传统合作医疗侧重提供基本的医疗保健服务，解决缺医少药等问题，重点改善初级卫生保健条件，只在有条件的地方实行住院保险。二是明确政府责任，政府在资金筹集、管理、监督等方面都负有责任，需要给予新农合物质保证与组织保障。新农合明确规定了中央财政和地方财政对参合农民的补贴，而且财政补贴在筹资中占了很大比例；传统的合作医疗主要依靠基层组织，政府只发挥引导作用，而且政府仅停留在导向性支持的层次，不承担直接的物质支持或具体的组织管理。三是社会化程度，新农合在全国统一政策的要求下，突破了村的社区界限，以县为单位，大幅提高了统筹层次和社会共济程度，同时新农合在资金筹集、运行和监督方面都有严格的规定：基金收支分离、管用分开、封闭运行，要确保合作医疗资金的安全；而传统的合作医疗其覆盖范围则为“生产队”“公社”，范围狭小。此外，一些乡、村采取组织农村自采、自制、自种中草药的办法来解决资金不足的问题，管理上不规范。四是运作模式，新农合设置了起付线、封顶线和分担机制等，以规避可能的道德风险和逆向选择问题，并兼顾了效率和公平；而传统合作医疗未考虑制度效率、缺少控制“过度医疗消费”的机制。

新农合的强制性制度变迁特征非常明显，它并不是农民主体医疗卫生需求自下而上的反映，而是政府（权利中心）提供新的制度框架，政府的意愿和能力是制度可持续发展的决定性因素。此外，政府通过财政资助的方式采取诱导农民主动参与到制度中来的安排，保障了新农合的覆盖范围，给予了农民很大的实惠，随着各级政府资助额度的不断上升，制度的吸引力也将逐步增强。经历了近十多年的发展，新农合在降低农民医疗负担，提高农村居民健康水平方面功不可没。《中国卫生和计划生育统计年鉴》（2016）数据显示，2010~2015 年，我国新农合的参合率从 86. 00%上涨至 98. 80%，基金支出从 1187. 84 亿元增加到 2933. 41 亿元（见表 3-1）。新农合的发展为世界各国，特别是发展中国家所普遍存在的问题提供了一个范本。

表 3-1　2010~2015 年我国新型农村合作医疗情况

年份	参加新农合人数（亿人）	参合率（%）	人均筹资（元）	当年基金支出（亿元）	补偿受益人次（亿人次）
2010	8. 36	86. 00	156. 57	1187. 84	10. 87
2011	8. 32	97. 48	246. 21	1710. 19	13. 15
2012	8. 05	98. 26	308. 50	2408. 00	17. 45
2013	8. 02	98. 70	370. 59	2909. 20	19. 42
2014	7. 36	98. 90	410. 89	2890. 40	16. 52
2015	6. 70	98. 80	490. 30	2933. 41	16. 53

注：部分城市因统一实行城乡居民基本医疗保险制度，新农合参合人数逐年减少。

第二节　农村医疗卫生发展现状

一、农村医疗资源配置状况

20 世纪 80 年代后，我国的医疗卫生体制改革取得了一些进展，但暴露的问题也较为严重（国务院发展研究中心，2005）。尤其是中国卫生事业市场化倾向越来越严重，由于医疗卫生领域信息不对称，在医疗卫生资源方面，农村基层医疗卫生机构处于弱势的这一客观事实，势必加重不同层级医疗机构之间的资源配置的不均衡。国内学术界普遍认为我国的医疗资源城乡分布不公平，呈“倒三角”状态，即城市集中了过多医疗资源，而在广大农村地区医疗资源匮乏（李少东，2006；代英姿，2014），因此，接下来本节从城乡差异角度出发，根据《中国卫生和计划生育统计年鉴》（2016）数据，就医疗卫生财力资源、医疗卫生物力资源及医疗卫生人力资源进行比较分析。

1. 医疗卫生财力资源

一定的财力投入是医疗资源形成的基础，如医疗设施药品的购买、薪酬、医疗机构的建设等。基本医疗财力资源配置包括财力资源的筹集和使用。医疗财力资源筹集是指一定时期内社会各方（政府财政、市场和居民个人）对基本医疗进行资金投入的过程。医疗财力资源的使用情况可以通过资金投向反映出来，如筹集的资金是投向了哪些地区、哪些基本医疗项目或哪类人群，是投向了城市大医院还是乡镇卫生院，是用于兴建医疗机构还是支付医疗从业人员薪酬，是补贴给了城市居民还是农村居民。

卫生总费用代表一定时期基本医疗财力资源总量。如表 3-2 所示，从 2005~2014 年全国卫生总费用占 GDP 的比重来看，我国卫生总费用占 GDP 的比重在 2005~2008 年一直低于 5%，2014 年的比重也才 5.55%。2014 年 WHO 数据显示，澳大利亚比例为 10.3%、英国为 9.8%、法国为 11.1%、德国为 11.1%、日本为 10.8%、美国为 16.5%，从与其他国家的比较看，总体而言，我国基本医疗财力资源总量比较紧张，这与我国经济发展状况不相适应。从城乡卫生总费用占比变化看，2014 年城市卫生总费用为 26575.60 亿元，占全国卫生总费用的 75.26%，农村卫生总费用为 8736.80 亿元，占总费用的 24.74%。2005~2014 年，城市卫生总费用占总费用的比重虽然有小幅下降，但平均占比率为 75.73%，而农村卫生总费用占总费用的比重虽有小幅上升，平均占比率只有 24.74%，城市卫生总费用与农村卫生总费用的比值几乎都维持在 3 倍以上，这说明城乡基本医疗财力资源总量存在较大差距。

表 3-2　2005~2014 年全国城市和农村卫生总费用①

年份	卫生总费用		城市卫生总费用		农村卫生总费用	
	绝对数（亿元）	占 GDP 比重（%）	绝对数（亿元）	占总费用比重（%）	绝对数（亿元）	占总费用比重（%）
2005	8659.91	4.66	6305.97	72.82	2354.34	27.19
2006	9843.34	4.52	7174.73	72.89	2668.61	27.11
2007	11573.97	4.32	8968.70	77.49	2605.27	22.51
2008	14535.40	4.59	11251.90	77.41	3283.50	22.59

① 由于《中国卫生与计划生育统计年鉴》（2016）未提供 2015 年我国卫生总费用、城市卫生总费用以及农村卫生总费用的相关数据，因此这部分分析仅截取 2005~2014 年的数据。

续表

年份	卫生总费用		城市卫生总费用		农村卫生总费用	
	绝对数（亿元）	占 GDP 比重（%）	绝对数（亿元）	占总费用比重（%）	绝对数（亿元）	占总费用比重（%）
2009	17541.92	5.08	13535.61	77.16	4006.31	22.84
2010	19980.39	4.89	15508.62	77.62	4471.77	22.38
2011	24345.91	5.03	18571.87	76.28	5774.04	23.72
2012	28119.00	5.26	21280.46	75.68	6838.54	24.32
2013	31668.95	5.39	23644.95	74.66	8024.00	25.34
2014	35312.40	5.55	26575.60	75.26	8736.80	24.74

居民人均医疗支出是居民个人购买在医疗服务的费用支出，它能够真实地反映出居民对基本医疗资源的使用情况（见图 3-1）。2015 年末，城市居民人均医疗支出为 1443.40 元，而农村居民人均医疗支出为 846.00 元，城市是农村的 1.71 倍。2010~2015 年，城乡居民人均医疗支出差距总体呈不断拉大的趋势，其中 2013 年城乡居民人均医疗支出差距大幅缩小，反映了新医改缩小城乡差距的措施取得了一定的成效。从 2010~2015 年城乡居民医疗保健支出占消费支出比重来看，农村居民医疗保健支出比重都高于城市，且城乡之间差距有不断扩大趋势，2015 年城市居民医疗保健支出比例为 6.7%，而农村的为 9.2%，农村比城市高出 2.5 个百分点，这意味着农村居民医疗负担水平高于城市居民，高额的医疗费用负担会限制农村居民对基本医疗资源的利用，进一步加剧了城乡基本医疗资源配置不均等状况。

综合来看，城乡基本物力医疗资源配置的差距较为明显。政府在医疗财力资源的投入上不仅存在城乡有别，而且农村居民对基本医疗资源的利用水平远低于城市居民。

2. 医疗卫生物力资源

物力资源是社会生产的必要条件和物质基础，它是指在一定时期内社会生产所需的土地、厂房、设备、工具、水电等各种物资要素的总称。基本医疗卫生物力资源是指投入基本医疗领域的各类物资要素的总和，主要包括各类医疗卫生机构床位数、设备和房屋面积。

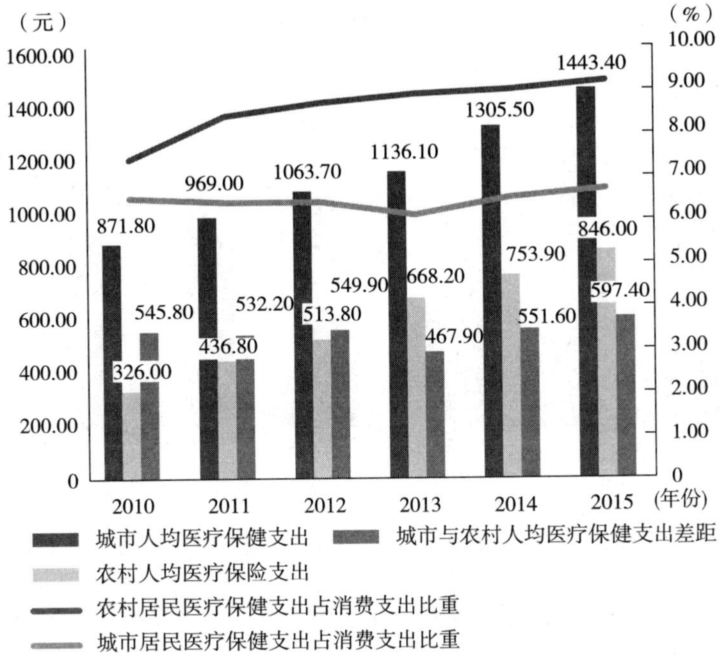

图 3-1　2010~2015 年城乡居民医疗保险支出

首先，医疗机构床位数方面的数据显示，截至 2015 年末，全国城乡各类医院床位共 533. 06 万张，其中城市各类医院床位数为 314. 51 万张，农村的为 218. 55 万张，分别占全国总床位数的 59%和 41%，城市各类医院床位数是农村的 1. 44 倍。与此同时，全国城乡各类综合医院床位共 372. 10 万张，其中城市各类综合医院床位数为 212. 69 万张，农村的为 159. 41 万张，分别占全国总床位数的 57. 16%和 42. 84%，城市各类医院床位数是农村的 1. 33 倍。

此外，如图 3-2 所示，2010 年城市每千人口医疗机构床位数为 5. 94 万张，农村的为 2. 60 万张，城市比农村多 3. 34 万张，且农村比全国水平少 0. 98 万张。2015 年末，城市每千人口医疗机构床位数为 8. 27 万张，农村的为 3. 71 万张，城市比农村多 4. 56 万张，且农村比全国水平少 1. 4 万张。2010~2015 年，城乡每千人口医疗机构床位数的差距一直在增大，城市医疗机构床位数不仅存量高于农村，而且城乡差距年平均增长率为 5. 35%。

其次，在医疗机构设置配置方面（见表 3-3）。截至 2015 年末，全国医疗机构万元以上医疗设备价值共计 8548. 30 亿元，其中综合医院为

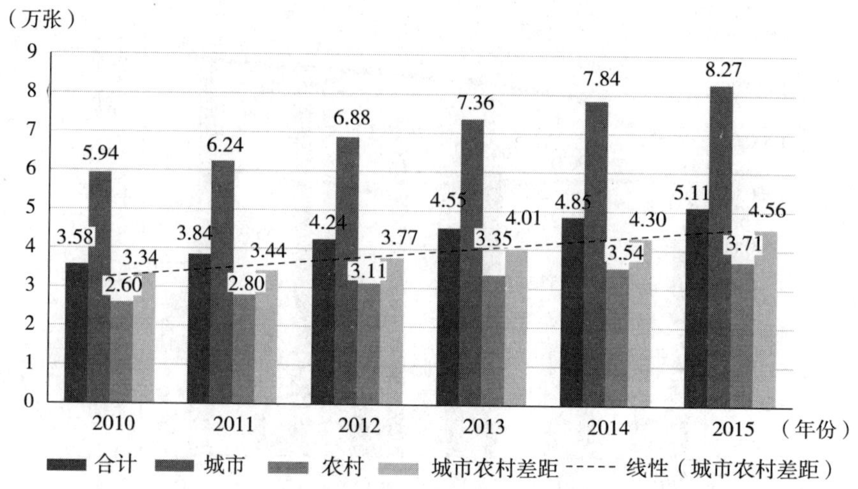

图 3-2　2010~2015 年全国城市和农村每千人口医疗卫生机构床位数

5536.91 亿元，占 64.77%，乡镇卫生院医疗设备总价值为 357.31 亿元，占总体的 4.18%，综合医疗设备总价值是乡镇卫生院医疗设备总价值的 15.50 倍。再从设备的单位价值来看，在 50 万元以下、50 万~100 万元、100 万元以上这三个区间的综合医院万元以上医疗设备台数分别是乡镇卫生院的 7.45 倍、12.35 倍、37.39 倍，而且医疗设备的价值越高，两者之间的差距越悬殊。

表 3-3　2015 年全国医疗卫生机构万元以上设备台数

机构分类①		万元以上设备总价值（亿元）	万元以上设备台数（万台）			
			50 万元以下	50 万~100 万元	100 万元以上	合计
综合医院	绝对数	5536.91	286.59	9.02	8.60	304.22
	占比（%）	64.77	57.12	60.74	68.75	57.50

① 目前我国城市医疗机构以综合医院为主，而农村主要医疗机构是乡镇卫生院。为了更直观地对城乡医疗机构设备进行对比，在这里仅选取综合医院和乡镇卫生院两个医疗机构的设备数据。

续表

机构分类		万元以上设备总价值（亿元）	万元以上设备台数（万台）			
			50万元以下	50万～100万元	100万元以上	合计
乡镇卫生院	绝对数	357.31	38.49	0.73	0.23	39.45
	占比（%）	4.18	7.67	4.92	1.84	7.46
各类医疗机构总计		8548.30	501.71	14.85	12.51	529.07

最后，在医疗机构①房屋面积方面。从图3-3中可以看出，截至2015年末，综合医院总房屋面积为31293.12万平方米，乡镇卫生院为10111.22万平方米，综合医院总房屋面积是乡镇卫生院的3.09倍。其中，综合医院的房屋建筑总面积为29136.96万平方米，乡镇卫生院为9978.94万平方米，综合医院比乡镇卫生院多了19158.02万平方米，是乡镇卫生院的2.92倍；综合医院的租房面积为2156.19万平方米，乡镇卫生院则为132.28万平方米，综合医院比乡镇卫生院多了2023.91万平方米；综合医院的危房面积为234.84万平方米，危房率为0.98%，乡镇卫生院的危房面积为4.06万平方米，危房率为3.74%。

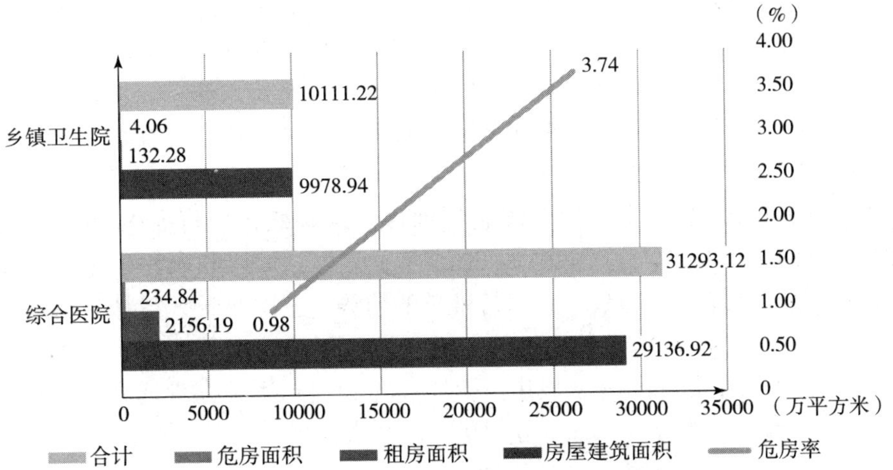

图3-3　2015年全国医疗卫生机构房屋建筑面积

① 与上文医疗卫生机构万元以上设备台数一样，这里同样只选取综合医院和乡镇卫生院的数据进行城乡比较。

从图 3-3 中的数据可以看出，不仅城市每千人口的床位数要多于农村，而且绝大多数医疗设备配置在城市医疗机构，特别是城市综合医院等大型医疗机构，农村医疗机构医疗设备规模占比很小，尤其是先进设备，农村地区配置得很少。更重要的是不仅城乡地区医疗机构的建设规模存在较大差距，而且建设水平也存在较大差距，城市地区医疗机构建设水平远高于农村地区。可以说医疗物力资源配置主要集中在城市地区，城乡非均等性十分明显。

3. 医疗卫生人力资源

人力资源是指一定时期内社会各方投入社会生产的劳动力总和。基本医疗卫生人力资源是开展基本医疗服务的基础，它是指投入基本医疗服务领域的人力资源，主要包括医疗卫生技术人员，如执业医师、注册护士等。某一个地区的基本医疗和人力资源需求量与该地区人口数量密切相关，对城乡每千人口卫生技术人员数进行对比，可以剔除城乡人口数量差别对衡量城乡基本医疗资源配置均等性的影响，准确地反映城乡差距。

总体来看（见表 3-4），2010~2015 年城市每千人口卫生技术人员数大大高于农村和全国平均水平，且农村均低于全国水平。2010 年城市平均每千人口卫生技术人员数比农村多 4.58 人。到 2011 年，城市比农村增加了 6.31 人，2010 年以来，城乡每千人口卫生技术人员差距平均增大 7.55%。从增长率来看，全国平均每千人口拥有卫生技术人员数年平均增长 6.56%，城市年平均增长 6.80%，农村年平均增长 5.66%，城市不仅每千人口卫生技术人员存量远高于全国和农村，而且增长率也分别比全国和农村的平均水平高 0.24 个、1.14 个百分点。

2010 年城市每千人口拥有职业（助理）医师数比农村高 1.65 人，到 2015 年差距为 2.17 人，且 2010~2015 年，全国、城市和农村每千人口拥有的职业（助理）医师数一直保持增长的趋势，全国每千人口拥有的职业（助理）医师数年平均增长率为 4.67%，城市年平均增长率为 4.98%，农村年平均增长率为 3.48%，城市不仅职业（助理）医师存量远高于全国和农村平均水平，而且增长率也分别比全国和农村平均水平高 0.31 个、1.50 个百分点。同时，全国、城市和农村每千人口拥有注册护士数也持续保持增长的势头，城市每千人口注册护士数均大大高于农村和全国平均水平，农村均低于全国水平，并且城乡间的缺口是不断扩大的。2010 年，城市人口注册护士数比农村高 2.2 人，到 2015 年差额为 3.19 人，自 2010 年来城乡每千人口卫生技术人员差距平均增大9.0%。可见，城乡基本医疗人力资源配置不均衡状况突出。

表3-4　2010~2015年全国每千人口卫生技术人员数　　单位：人

年份	卫生技术人员			职业（助理）医师			注册护士		
	合计	城市	农村	合计	城市	农村	合计	城市	农村
2010	4.39	7.62	3.04	1.80	2.97	1.32	1.53	3.09	0.89
2011	4.58	7.90	3.19	1.82	3.00	1.33	1.66	3.29	0.98
2012	4.94	8.54	3.41	1.94	3.19	1.40	1.85	3.65	1.09
2013	5.27	9.18	3.64	2.04	3.39	1.48	2.04	4.00	1.22
2014	5.56	9.70	3.77	2.12	3.54	1.51	2.20	4.30	1.31
2015	5.83	10.21	3.90	2.22	3.72	1.55	2.37	4.58	1.39

二、农村医疗服务利用状况

本部分以2013年国家第五次卫生服务调查数据为依据，主要以居民就诊率与住院率、医疗费用支出①、就诊单位等方面进行分析，从城乡差异视角进行对比，分析农村居民门诊和住院医疗服务利用的情况，并结合医疗保险情况，分析不同医保覆盖人群的门诊和住院利用情况。

1. 门诊服务利用

（1）两周就诊②情况。首先，关于两周治疗的治疗情况方面。如表3-5所示，2013年国家第五次卫生服务调查的66067例两周患者中，84.5%的患者有就诊，自我医疗者占14.1%，仅有1.4%的患者未采取任何治疗措施。总体而言，虽然城市地区两周患者到医疗机构就诊的比例为85.5%，农村地区该比例为83.1%，城乡差异不大，但其中两周病患中采取自我治疗者与未采取任何治疗措施的比例均高于城市地区。可见相对于城市，部

① 2013年国家第五次卫生服务调查报告中主要提供了居民住院费用支出情况，并未包括门诊费用支出情况，因此该部分主要就住院医疗费用支出展开分析。

② 两周就诊是指医生询问过病情，做过诊断或开过处方即为一次就诊，在村卫生室进行连续性注射或输液时，一个疗程算为一次就诊。

分农村居民门诊医疗服务的“需要”未能转换成“现实”的需求。

表 3-5　2013 年调查人口两周患病治疗情况

		城市	农村	总体
患病例数（例）		37660	28407	66067
治疗方式（%）	两周内就诊	32.5	43.5	37.2
	延续两周前治疗	53.0	39.6	47.2
	自我治疗	13.9	14.4	14.1
	未治疗	0.7	2.4	1.4

调查结果还显示，两周患病医生指导治疗的 55806 例患者中，城市地区为 32190 例，农村地区为 23616 例。两周患病医生指导治疗率①为 20.4%，其中城市地区为 24.1%，农村地区为 16.8%，城市高于农村（见表 3-6）。

表 3-6　2013 年调查人口两周患病医生指导治疗率

	城市	农村	总体
调查人口（人）	133393	140295	273688
患病例数（例）	37660	28407	66067
医生指导治疗例数（例）	32190	23616	55806
两周患病医生指导治疗率（%）	24.1	16.8	20.4

其次，关于就诊率方面的情况（见表 3-7）。调查地区城市居民两周就诊人数为 10807 人，农村地区为 11561 人。两周就诊率②为 13.0%，其中城市地区为 13.3%，农村地区为 12.8%，城市地区的两周就诊率略高于农村地区。

① 两周患病医生指导治疗率指每一百名（或一千名）调查人口中，在医生指导下两周内对疾病有过治疗的病例数。

② 两周就诊率指每一百名（或一千名）调查人口中，两周内因疾病或损伤去医疗卫生机构（门诊）就诊的人次数。

表 3-7　2013 年调查人口两周就诊率

	城市	农村	总体
调查人口（人）	133393	140295	273688
就诊人数（人）	10807	11561	22368
就诊人次数（人次）	17728	17953	35681
就诊率（%）	13. 3	12. 8	13. 0

最后，在三类基本医疗保险制度覆盖人群中，职工医保人口的两周患病率最高，为 38. 3%，其次为居民医保人口，为 23. 6%，新农合人口最低，为 19. 7%。从两周就诊率来看，这三类人群相近，均在 13%左右。就两周医生指导治疗率而言，职工医保人口为 33. 5%，新农合人口最低（16. 4%）。职工医保和居民医保人口的两周未治疗率很低，分别为 0. 4%和 0. 6%，新农合人口指标最高，为 2. 5%，如表 3-8 所示。这表明相对于职工医疗保险和居民医疗保险而言，新农合覆盖人群的门诊使用相对较低，存在尚未被满足的医疗需求。

表 3-8　2013 年三种医疗保险制度覆盖人口两周患病和门诊服务利用的比较

单位:%

医疗保险制度类型	两周患病率	两周就诊率	两周患病医生指导率	患病未治疗比例
职工医疗保险	38. 3	13. 4	33. 5	0. 4
居民医疗保险	23. 6	12. 4	19. 4	0. 6
新农合	19. 7	13. 3	16. 4	2. 5

（2）门诊患者就诊机构选择。数据显示（见表 3-9），72. 8%的患者两周内第一次就诊选择基层医疗卫生机构进行，其中农村居民选择基层医疗卫生机构就诊的比重占 80. 1%。明显高于城市（65. 2%）；其次为县、市、区级医院，占 16. 9%；省、地、市医院就诊者比例较低，仅占 8. 2%，其中城市地区占 14. 0%，农村地区仅占 2. 5%。

表 3-9　2013 年调查患者两周内第一次就诊机构构成　　单位:%

机构类型	城市	农村	总体
村卫生室	27.1	52.6	39.9
社区卫生服务站	17.0	3.8	10.4
卫生院	6.7	21.5	14.2
社区卫生中心	14.4	2.2	8.3
县、市、区级医院	17.6	16.1	16.9
省、地、市医院	14.0	2.5	8.2
其他	3.1	1.4	2.2

另外，从三种基本医疗保险制度覆盖人口门诊地点分布的情况来看（见图 3-4）。显然，在基层卫生机构就医比例最高的是新农合人口，为 81.3%。其次是居民医保人口，为 65.7%。职工医保人口在基层医疗机构就医的比例稍低，但也超过 50%。同时，新农合人口在省、市、区级医院就医的比例比职工医保和居民医保人口低。因此，新农合人口首诊地点的选择倾向基层医疗。

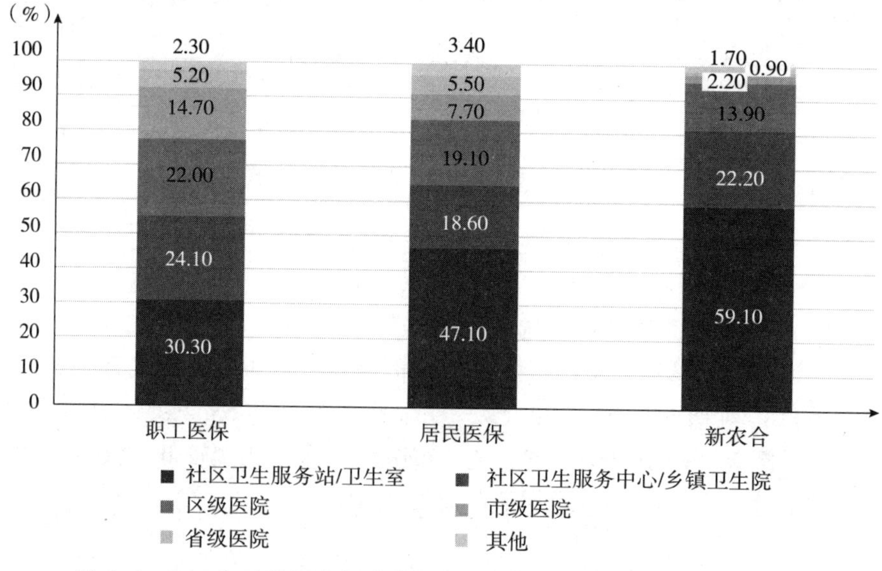

图 3-4　2013 年三种医疗保险制度覆盖人口两周就诊机构的分布比较

2. 住院服务利用

（1）住院情况。数据显示（见表 3-10），2013 年共调查地区居民住院人数 21288 人，其中城市地区为 10344 人，农村地区为 10944 人。住院率[①]共为 9.0%，其中城市地区为 9.1%，农村地区为 9.0%，城乡差异不大。

表 3-10　2013 年调查人口住院率

	城市	农村	总体
调查人口（人）	133393	140295	273688
住院人数（人）	10344	10944	21288
住院人次数（人次）	12110	12630	24740
住院率（%）	9.1	9.0	9.0

2013 年，无论是职工医保、居民医保和新农合人口，80%以上的需住院患者都利用了住院服务，其中职工医保的比例最高，居民医保最低。三类医保制度覆盖人口的住院率分别为 11.2%、7.1%和 9.0%（见表 3-11）。

表 3-11　2013 年三种医疗保险制度覆盖人口住院服务利用的比较

单位:%

医疗保险制度类型	住院人数占需住院人数比例	住院率
职工医保	84.2	11.2
居民医保	81.6	7.1
新农合	81.9	9.0

调查结果显示，地区住院患者的平均住院天数为 11.6 天，其中城市地区有 12.5 天，农村地区有 11 天，住院天数城市高于农村（见表 3-12）。其中，基层医疗卫生机构的平均住院天数为 8.5 天，包括城市为 9.2 天，农村为 8.2 天；县、市、区级医院平均住院天数为 11.6 天，城市为 12.5 天，农村为 11.0 天；省、地、市医院平均住院天数为 14.2 天，城市为

① 住院率指每一百名（或一千名）调查人口的住院人次数。

13.8天，农村为15.3天。也就是说，基层医院，县、市、区级医院住院患者的平均住院天数城市均高于农村，省、地、市医院住院患者的平均住院天数为农村高于城市，其他类型的医院城乡住院患者的平均住院天数情况大体相同。

表 3-12　2013 年调查住院患者平均住院天数　　单位：天

机构类型	城市	农村	总体
基层医院	9.2	8.2	8.5
县、市、区医院	12.5	11.0	11.6
省、地、市医院	13.8	15.3	14.2
其他	10.0	10.1	10.1

（2）住院费用。一方面，关于住院费用总支出方面，如图 3-5 所示。本次调查为每次的平均住院费用，为 8520 元，城市和农村分别为 10353 和 6762 元；住院费用中位数为 4500 元，城市和农村分别为 6000 元和 3000 元，日均住院费用为 735 元，城市和农村分别为 826 元和 634 元。无论是次均住院费用、住院费用中位数，还是日均住院费用，城市均高于农村。

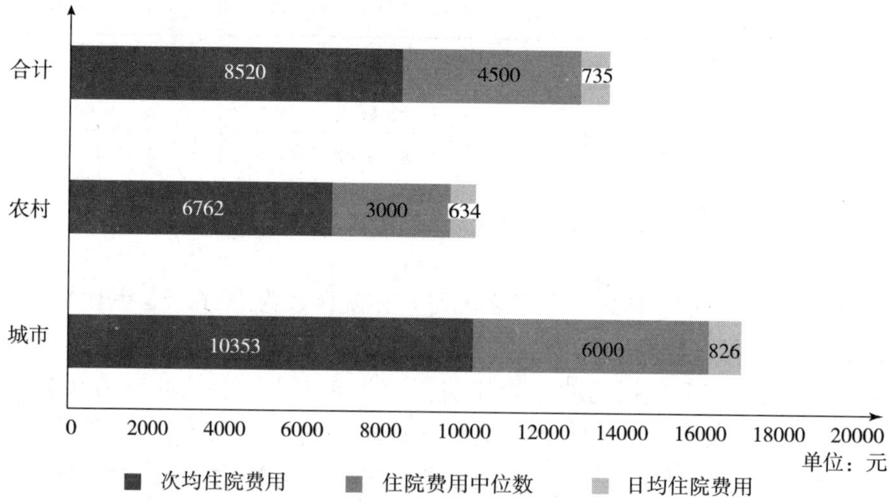

图 3-5　2013 年调查住院者住院费用

另一方面，关于自付住院费用支出方面（见表3-13）。调查了地区平均自付住院费用，为3925元，城市和农村分别为4340和3528元；自付住院费用中位数为1900元，城市和农村分别为2000元和1400元。城市地区的次均自付住院费用、自付住院费用中位数均高于农村。

表3-13　2013年调查住院患者自付住院费用　　单位：元

指标	城市	农村	总体
次均自付住院费用	4340	3528	3925
自付住院费用中位数	2000	1400	1900

此外，调查地区三种基本医疗保险制度覆盖人口住院费用的报销情况可以得出（见表3-14），无论是职工医保、居民医保还是新农合，绝大多数的住院患者都能够费用报销。但从报销水平来看，无论是报销费用的绝对值还是报销费用比，新农合覆盖人口所获得的住院补偿最低。次均自付费用占家庭人均年收入的比例，新农合患者为33.0%，居民医保患者为30.0%，明显高于职工医保患者的16.7%。这表明农村居民住院费用支出中，近一半的费用需要农民自掏腰包，且这一费用会花掉其家庭年人均收入的1/3左右。

因此，可以有理由地推测，报销比例和保障水平不同的医疗保险对居民医疗服务使用，尤其是住院需求会产生较大影响。尤其是新农合，当前的住院报销比例能否发挥防范重大疾病导致的高额医疗支出和灾难性医疗支出风险的风险保护功能，能否有效满足农民健康需求都有待进一步研究。

表3-14　2013年三种医疗保险制度覆盖人口住院费用及报销情况的比较

医疗保险类型	获报销患者（%）	报销费用比（%）	次均报销费用（元）	次均自费费用（元）	次均自付费用占家庭人均年收入的比例（%）
职工医保	95.3	68.8	8579	3888	16.7
居民医保	88.7	53.6	5369	4644	30.0
新农合	91.1	50.1	3329	3309	33.0

（3）住院医疗机构选择。被调查的住院患者中，有21%流向基层医疗卫生机构（卫生院与社区卫生服务中心），51.6%的流向县、市、区级医院，选择省、地、市级医院的住院者占25.2%（见表3-15）。农村地区住院患者选择卫生院，县、市、区级医院就诊的比例高于城市。

表3-15　2013年调查住院患者医疗机构构成　　单位：%

机构类型	城市	农村	总体
卫生院	6.9	27.7	17.5
社区卫生服务中心	4.9	2.1	3.5
县、市、区级医院	47.3	55.7	51.6
省、地、市医院	38.1	12.9	25.2
其他	2.2	1.6	2.2

三种基本医疗保险制度覆盖人口住院地点的分布（见图3-6），无论是职工医保患者、居民医保患者还是新农合患者，选择县、市、区级医疗机构住院的比例都比较高，分别为45.4%、53.4%和54.4%。新农合住院病例有29.5%在卫生院。对于地市级及以上医疗机构的住院服务的利用，职工医保患者对其的利用率最高，为46.1%，其次是居民医保患者，为31.9%，新农合患者为13.7%。

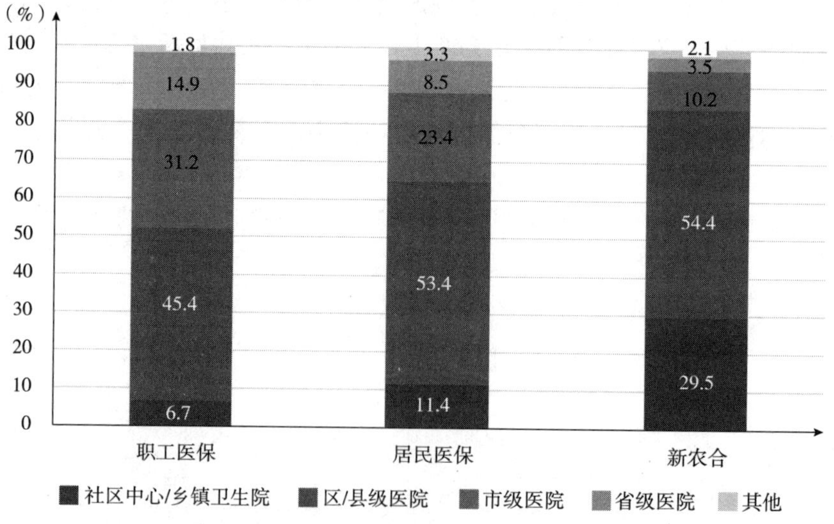

图3-6　2013年三种医疗保险制度覆盖人口住院机构的分布比较

三、新型农村合作医疗保险运行状况

在中国农村地区，新型农村合作医疗是目前最主要的医疗保险形式，它属于社会再分配，是通过国家的制度安排保障因支付不起医疗费而导致家庭生活陷入贫困的弱势群体，通过政策倾斜和价格补贴，满足他们对医疗卫生服务的基本需求。本部分首先对现行新农合统筹模式、补偿机制进行分析，其次根据《2016 年中国卫生和计划生育统计年鉴》中的数据剖析近年来我国新农合覆盖率、筹资水平、补偿水平及基金使用率。

1. 新农合统筹模式

统筹模式的选择是补偿方案制度的前期工作。新农合实施的各个统筹地区保障待遇支付的政策选择一直在“补大”还是“补小”之间纠结徘徊，“补大”是指对住院或非住院的重大慢性疾病的补偿，“补小”是指对普通门诊的补偿。至今，经过卫生部政策的不断引导，全国新农合各个统筹地区保障待遇支付范围由住院统筹延伸到门诊统筹，基本调整为两种模式：一种是大病统筹模式；另一种是住院统筹加门诊统筹模式。具体划分如图 3-7 所示。

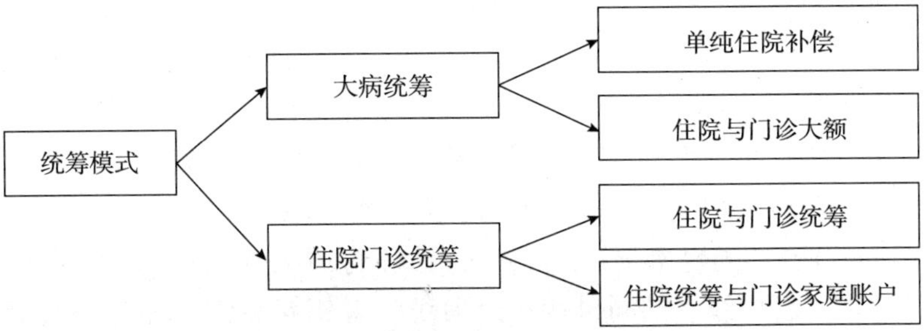

图 3-7　新型农村合作医疗统筹模式

大病统筹模式，即医疗保险基金只补偿住院费用和大病造成的门诊费用。包括单纯住院统筹模式和住院与门诊大额统筹模式两种。门诊大额补偿是指医疗保险基金除补偿住院费用外，对门诊特殊疾病（如肾透析、恶性肿瘤放射治疗与化学治疗等）以及需要长期门诊治疗的慢性疾病（如高血压、冠心病、糖尿病等）。此种模式对一般小病的普通门诊不予以补偿。

住院门诊统筹模式，即医疗保险基金除了支付住院或大病费用外，对一般小病的普通门诊也进行一定程度的补偿。其中门诊小病补偿包括门诊统筹和家庭账户两种。住院加门诊统筹是将筹集的医疗保险基金全部作为统筹基金，除补偿住院外，对普通门诊也给予一定程度的补偿，但与住院补偿相比，报销比例更低。家庭账户模式按照筹集基金的来源又可以分为自筹式和共筹式两种，自筹式是指仅将农村个人缴费的一部分或全部纳入家庭账户，共筹式是指除农民自己所缴纳的费用外，还将部分政府补贴划入家庭账户。

当前，我国区域经济社会发展不平衡，导致各个统筹地区财政补助新农合筹资的力量差别较大，也决定了新农合各统筹地区基金能力高低不同，新农合制度自然得建立激励地方筹资的制度。因此，各统筹读取基于不同的筹资规模和基金能量，待遇支付制度是在“补大”还是“补小”间不断试验，反复比较与调整，以寻找最适合的保障待遇支付方案。鉴于我国农村庞大的人口、农民缺乏收入增长机会、新农合的“初级”医疗社会保险性质等基本国情，“补大”始终是新农合补偿思路的核心，“补小”的设计更多的是出于通过扩大受益面，对提高农民的筹资积极性，保障制度的可持续性等方面的考虑，从这种意义上说，“补小”也是为了更好地“补大”，以实现政策目标。

2. 新农合补偿机制

新农合制度最初被界定为是以“大病”统筹为主的农民医疗互助互济制度，其补偿方案的制定和调整基于基金收支平衡，并略有结余。是以补充“大病”为主、方案统筹兼顾的原则。在现行的保障政策下，新农合补偿机制是指新型农村合作医疗保险的价格补贴原理，主要包括了起付线（Deductibles）、共同付费（Co-payment）和封顶线（Ceiling）三项医疗费用支付方式。起付线、共同付费和封顶线三者相互牵制，如起付线提高而封顶线降低，则共付比例就会降低。

（1）起付线支付方式也被称为免赔额或扣除保险，俗称门槛费。它是由医疗保险机构规定医疗费用支付的最低标准。医疗保险起付线是“基本医疗保障”的起付标准，即医疗保险统筹基金起付标准，也是医疗保险基金对参加医疗保险者进行补偿的补偿费计算起点。设定起付线的优势在于以下四点：一是降低医疗保险成本，一般情况下，发生大额医疗支出的群体比重较小，一年内不发生或仅有少量医疗支出的群体占总体比重较大，所以设定起付线可以减少医疗保险基金结算，显著降低医疗保险的总体成本；二是降低交易成本，对于支出金额小且参保人有足够支付能力的情况下可避免索赔，并增强了被保险人的费用意识，有利于减少浪费；三是促进分级诊疗，起付线的设定按照医疗机构的级别由低至高，从而引导患者尽量选择基层医疗机构就医，对门诊挤住院、小病大养等浪费医疗费的行为从经济上进行约束，从而起到良性分流的经济杠杆作用；四是制止无效补贴，理论上起付线越低，参合农民的受益面和受益程度就越大，相反起付线越高，参合农民的受益面和受益程度就越小。因而当起付线高于医疗支出时，消费者有动机寻求价格更低的医疗服务。有研究通过观测我国新农合起付线标准发现，设置起付线的首要作用表现为通过让患病的参合农民分担部分医疗费用以调节其医疗服务利用行为，防止新农合基金过度支出及浪费，保证基金安全（周晓媛等，2008）。

（2）共同付费方式也叫按比例分担支付方式，它是医疗保险费用需求方支付中使用最普遍的支付方式。对于医疗保险而言，保险机构和被保险人按照一定的比例共同支付医疗费用。目前新农合在门诊补偿、住院补偿中一般都规定参合农民需要自负一定比例的医疗费用，该补偿方式将影响被保险人的整个求医过程。被保险人可根据自己的支付能力来选择合适的医疗服务，这有利于农民的调节就医行为，控制医疗费用。

目前各地通常实行分级分段的补偿办法：一是补偿比例根据医疗机构等级不同而有所区别，选择等级越高的医疗机构就医，患者获得补偿比例越低，从而更好引导患者向基层医疗机构流动，合理利用医疗资源；二是依据医疗支出类别的差异，新农合补偿政策规定不同的补偿比例，患者医疗支出越多，补偿比例就越高，以减轻发生高额医疗费用患者的经济负担。

（3）封顶线通常是指在一定时间内的医疗保险机构对参保人偿付的医疗费用限定要在一定额度内，医疗保险机构只支付该限额以下的费用，超过这个额度的医疗费用由参保人承担或通过其他途径支付，即最高给付限额，俗称“给付封顶”。

我国门诊和住院一般采取统筹模式，补偿方法为设立报销的起付线和封顶线，起付线下金额不予报销，该部分可被视为有免赔额的医疗保险中的免赔额。超过部分同时按照定点医疗机构级别与金额大小对应不同的比例分级报销，同一自然年度内累计报销金额不可高于封顶线金额。

此外，新农保补偿政策还规定，参保农民就诊实行定点医疗机构诊疗制度、就近就医①和逐级转诊制度。参保农民应在本县指定医疗机构就诊，如需到县外医疗机构就诊，则必须经原治疗机构会诊出具因病情严重或原指定医院条件限制的转院证明，到新农合业管中心办理有关手续，后续方可得到补偿。病情危急的患者，可由定点医疗机构开具转院证明先行转院。

3. 新农合运行情况

首先，参合情况方面。图 3-8 展示了 2010~2015 年新农合人数与参合率的变化情况，可以看出，2010~2015 年，我国新农合参合人数逐年减少，这主要是因为部分城市统一实行城乡居民基本医疗保险制度。从参合率来看，2010~2011 年增幅最大，参合率由 86%上升至 97.48%，增幅达到 13.35%，2011 年以来，新农合的覆盖率一直稳定在 97%以上。

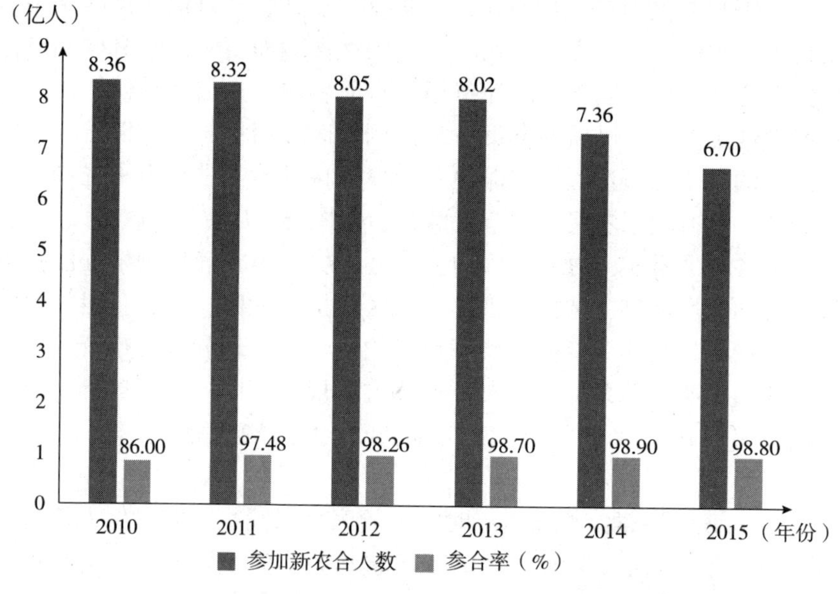

图 3-8　2010~2015 年全国新型农村合作医疗参合人数与参合率

① 新农合为了方便管理，合理利用医疗资源，按照国家医改“小病不出村、一般疾病不出乡（镇），大病不出县（区）”的总体目标要求，实行属地管理及就近就医原则，即人在哪里参保，患病后应去参保户口所在地就近的社会医疗保险定点医疗机构就诊。这样医疗费用报销比例高，否则，报销比例低。

其次，筹资情况方面。如图 3-9 所示，2010~2015 年，我国新农合人均筹资水平保持稳步增长的态势。其中，2011 年新农合人均筹资水平有了大幅度增长，人均筹资为 246.21 元，较上一年增长了 57.25%。至 2015 年，我国新农合年度筹资总额为 3286.62 元，人均筹资达 490.30 元。

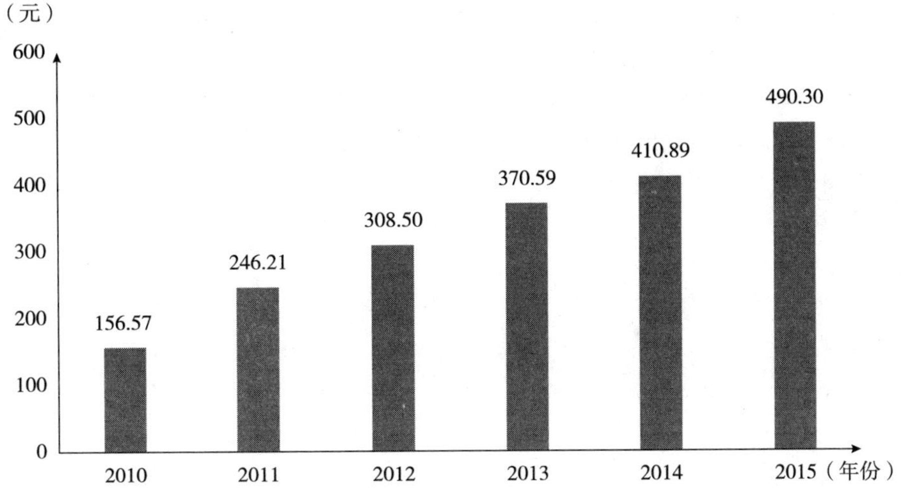

图 3-9　2010~2015 年全国新型农村合作医疗人均筹资额

再次，补偿与受益方面。与稳定上升的筹资额相比，我国新农合医疗补偿与受益比总体呈稳定上升趋势。表 3-16 描述了 2010~2015 年我国参合农民受益情况。受益人次是指本年度里获得新农合补偿的人次，受益率是本年度累计受益人数与同期实际参合人数的比值，因而总体受益率可以大于 1。从表 3-16 中可以看出，在新农合实施的 2010~2013 年，我国农村居民的受益人数明显上升，总体受益人次从 2010 年的 10.87 亿人次增加到 2013 年的 19.42 亿人次；同期收益率从 130.02%上升到 242.14%。可在 2013~2015 年，新农合的受益人次与收益率有小幅降落，这主要是由于政府逐渐推行统一的城乡居民基本医疗保险制度，新农合参合人数、受益人数都逐渐减少。

表 3-16　2010~2015 年新型农村合作医疗受益情况

指标	2010 年	2011 年	2012 年	2013 年	2014 年	2015 年
受益人次（亿人次）	10.87	13.15	17.45	19.42	16.52	16.53
受益率（%）	130.02	158.05	216.77	242.14	224.46	246.72

最后，基金使用情况方面。2015 年新农合基金的使用率为 89%，说明我国基金使用处于一个较为合理的水平。图 3-10 描绘了 2010~2015 年我国新农合基金使用的变化情况。可以看出，2010~2013 年基金支出一直稳步提升，2014 年与 2013 年相比略有下降，2015 年又有所回升。

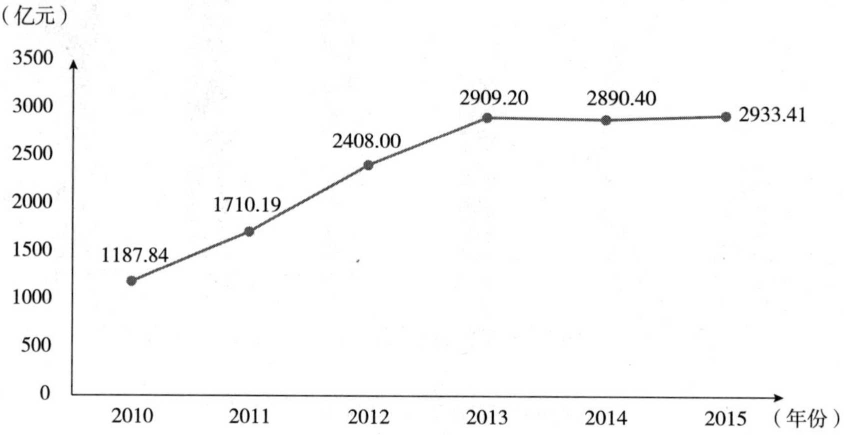

图 3-10　2010~2015 年全国新型农村合作医疗基金支出情况

第三节　本章小结

本章基于我国农村医疗卫生事业发展的回顾，阐明了农村医疗卫生事业在计划经济体制时期就奠定了一定的基础，到 20 世纪 60 年代中期，农村医疗卫生服务网络的初始形态已形成，农村地区的县三级卫生服务网络保障了农村居民的基本医疗需求。改革开放以来，由于农民缺少基本医疗保障，再加上医疗服务市场的过度市场化和商业化，导致农民因病致贫、因病返贫、贫病交互影响的现象更为突出。一直到90年代，农村医疗事业发展缓慢，政府面临着“看病难、看病贵”、“因病致贫、因病返贫”、医疗服务市场公平性差等一系列难题。另外，本书利用《2016年中国卫生和计划生育统计年鉴》中的数据对城乡医疗资源配置的进一步分析发现，城乡医疗资源在医疗卫生财力、医疗卫生物力及医疗卫生人力配置上出现明显的不均衡，这种不平等不仅体现在国家对城乡医疗服务投入的差距，而且体现在城乡医疗服务利用方面的不公平。因此，本书以2013年国家第五次卫生服务调查数据为依据对我国农村居民的门诊服务与住院服务利用进行分析，并进行城乡对比，结果证明城乡居民医疗服务利用的不公平，从而影响农村居民健康水平的提高。而新型农村合作医疗保险的发展，为减轻农村居民的医疗负担、合理有效地利用医疗服务提供有力保障。新农合是目前中国农村最主要的医疗保险形式，随着新农合的广覆盖，受益面与基金支出的增加，它是政府建立的一种抵御疾病经济风险的农户之间合作、互助的风险分摊机制。因此，在此制度背景下，随着人口老龄化程度不断加深，并基于健康差异老年人的医疗服务利用特征及影响因素来研究农村老年人的健康差异，尤其是考察新农保的补偿机制与城乡医疗资源配置对老年人医疗服务利用的作用，这对促进农村老年人医疗服务利用、提升农村老年人整体健康水平提供了一定的政策依据。

第四章　农村老年人健康状况与差异测度

通过理论回顾和文献综述可以发现，学界关于健康测量标准等方面未能达成统一。此外，大部分的相关研究只是基于某一个或两个维度的健康指标进行分析，综合性地来对老年人客观健康状况进行描述分析的研究还比较缺乏。本章在整合和完善国内外具有代表性的指标体系的基础上，构建老年人健康的测量指标，并利用调查数据对农村老年人的基本健康状况进行描述性统计分析，并对老年人健康差异进行测度及分类。

第一节　健康测度理论分析

从医学角度解释，健康是身体机能处于正常运作的状态（Becker，1964）。从社会角度理解，健康即履行社会职责的能力。直到 1948 年，世界卫生组织指出："健康不仅是没有疾病和虚弱，而是身体上、精神上和社会适应上的完好状态。"这次世界卫生组织从四个层面对健康进行了较为科学和全面的诠释。一般来说，老年人要达到这三个方面的均衡良好状态的"健康"是比较困难的。

健康状态的评价一般分为定性和定量两种方法，但使用定性方法来评价个体的健康状态难度较大，因而目前已有研究多是使用定量方法来评价。关于传统的健康定量评价指标中，主要有死亡率、发病率、期望寿命、无残疾期望寿命、活动期望寿命等方面（许军，1998）。这些健康状况的测量指标并不能具体测量到个体，只是从宏观角度测量整体人群的健康状况。老年群体的健康状态无论是在生理、心理还是社会适应能力上都与青壮年群体存在着一定的差距，尤其是在生理方面。老年群体的健康状况如果只用单一的健康指标来衡量，那么就有可能会产生误差。世界卫生组织提出，不应该只用死亡和患病这些指标来评价老年人的健康状况，老年人独立生活的能力情况也应该纳入老年人健康状况评价指标体系。国外学者很早就试图将不同学科的理论和分析技术融入老年人健康评价中（Katz，1963；Lawton and Brody，1969）。根据已有研究，目前学术界对老年群体的健康状态的测量指标主要分为主观指标和客观指标两个方面。常用的客观指标主要包括日常生活能力、慢性病等，常用的主观指标为自评健康。

在身体功能方面，赵忠（2005）、解垩（2009）采用的是 Kaplan 和 Anderson（1988）等发展起来的生活质量指数（Quality of Well-Being Scale，QWB）。QWB 量表是基于日常活动能力、疾病及身体的伤残情况、健康状况主观判断等方面构建出日常行动指标（Mobility Scale，MOB）、生理活动指标（Physical Activity Scale，PAC）、社会活动指标（Social Activity Scale，SAC）以及症状/复合健康指标（Symptom/Problem Complexes，CPX），然后分别计算不同个体各部分的权重及总分。但大部分学者采用日常生活能力是用来当作评测老年居民的健康状态的客观指标，因为它能够较好地反映个人机体功能的状态。研究人员一般将其分为两个方面，即日常生活自理能力和工具性日常生活活动量表。ADLs 最早由 Katz（1963）提出，它是对自理必需的生活维持活动的测量，包括吃饭、穿衣、洗澡、如厕、控制大小便和室内活动六项能力。ADLs 与老年人的生活自理能力有关，如果丧失此功能意味着老年人丧失了独立生活的能力，需要有人长期照料。因此，老年人 ADLs 受损被认为存在较严重的健康问题。IADLs 是测试老年人参与社会活动的日常生活能力，是指老年人有能力从事更高级别的日常生活事务（Lawton and Brody，1969），具体由串门、购物、做饭、洗衣服、连续走两公里、提重物、连续蹲下站起三次和搭乘公共交通八个指标来衡量。IADLs 与老年人独立参与社会活动的能力有关，它的丧失意味着老年人与社会沟通需要有人帮助完成。ADLs 和 IADLs 是老年人日常生活能力的两个重要方面，它们存在一定的联系。ADLs 是最基本的独立生活能力，是老年人生存所必须的，丧失 ADLs 的老年人必定会丧失 IADLs，而 IADLs 则是老年人在拥有 ADLs 基础上的较高级的独立生活能力。综合来看，日常生活能力的受损将会严重影响老年人的生活质量，影响老年人基本生活需求的满足，需要对其进行医疗行为。因此，可以通过对老年居民日常生活能力的评定来衡量老年人的健康状况。

我国人口疾病谱正在发生变化，老年人生理功能的下降使得老年人成慢性病的高发人群。慢性病全称为“慢性非传染性疾病”（Non-infections Chronic Diseases, NCD），它是一系列疾病的总称，并不是某一种明确的疾病的名称。慢性病的病因中不存在传染性，它的特点是发病时不引人注意、发病原因比较复杂、患病时间长、不易治愈。目前，慢性病是我国城乡居民的首要死因，由慢性病引起的失能调整生命年（Disability Adjusted Life Years, DALYs）损失已达 70%（李立明，2011；Liang，2011）。根据《中国居民营养与慢性病状况报告（2015）》的统计数据，2012 年，全国居民中每 10 万人中就有 533 人因慢性病而死亡，占死亡总人数的八成以上。患有慢性病的老年人不仅使其晚年生活受到慢性病的折磨，严重影响其生活质量，而且给家庭和个人带来了沉重的经济负担（Zhang X H, 2007）。所以，慢性病也是衡量农村老年人健康问题不可或缺的指标之一。

以上两种关于躯体功能的综合性指标对问卷设计和数据采集提出了较高的要求。因此有学者提出使用健康自评（Self-Rated Health, SRH）方法，它不但可以反映个人健康轨迹，而且集合了健康主观与客观内容，是死亡风险以及体质功能衰退的一个预测指标（古琳，2006）。因此，在针对农村老年人健康问题的调研过程中，任勤（2015）仅选用健康自评指标作为衡量农村老年人健康的标准。该指标目前已经成为学者进行健康测量较为普遍使用的指标。在生理健康方面，该单一指标是社会科学领域广泛采用的、直接可靠的生理健康评测指标。即使该指标的认可度很高，但也有研究者提出自评健康并不能准确、客观反映个体的健康状况。有学者指出，由于人对自身健康状况的主观感受（如被调查者的年龄、受教育程度、经济状况及医疗服务可及性）会受到多种因素影响，自评健康的结果可能会与被调查者的客观身体状况产生偏差。而且老年人在对自身健康状况作出评价时，更倾向于提高自己的健康等级，这也许与其客观健康状态有偏差有关（覃竹韵，2014）。

综合以上研究，ADLs、IADLs 和患有慢性病老年人的数量可以较为全面综合评定老年人的健康状况。但是，目前我国农村老年人精神状况也受到关注，因为精神状况不仅可以衡量老年人健康与否，还是老年人高质量晚年生活的基础。有学者采用认知能量表（Mini-Mental State Examination, MMSE）来衡量评定农村老年人精神状态（乐章，2016）。MMSE 量表

(Deb and Braganza，1999）简单易行，在国内外广泛应用，是痴呆筛查的首选量表。该量表包括以下七个方面：时间定向力、地点定向力、即刻记忆、注意力及计算力、延迟记忆、语言、视空间。考虑到聚类分析方法对变量指标有一定要求，因此本书对农村老年人健康的测度采取两个阶段进行：第一阶段采用日常生活自理能力、工具性日常生活活动量表和认知能力（Mini-Mental State Examination，MMSE）来评定农村老年人健康状况。与患者健康自评指标相比，ADLs、IADLs、MMSE 和患有慢性病的老年人数量较少受到主观偏见与其他社会经济学指标的干扰，能够比较直观地判断老年人的健康水平（Strauss，1995）。第二阶段运用 ADLs、IADLs、MMSE 三个指标对农村老年人进行健康分类，因为这三个指标测算出来的数值为连续性变量，这便于使用 K-均值聚类方法进行分析，并在此基础上与老年人患有慢性种数进行对比，以验证此方法的合理性。

第二节　调查地区农村老年人健康状况

一、调查地区农村老年人基本情况

在 1682 个调查样本中，男性老年人为 771 人，占调查人口总数的 45.84%，女性老年人为 911 人，占调查人口总数的 54.16%。从年龄结构来看，50～60 岁的占 40.43%，61～70 岁的占 37.16%，71～80 岁的占 18.72%，81～90 岁的占 3.51%，91 岁及以上的占 0.18%。从婚姻状况来看，已婚人口占总人口数的比例相对较大，为人口总数的 75.51%，未婚（或其他婚姻状况）人口为人口总数的 24.29%。从受教育程度来看，小学及以下学历的农村老年人占人口总数的 81.93%，初中占 15.31%，高中及以上占 2.76%。从子女健在个数来看，子女数为三个及以下所占比例最大，为人口总数的 70.39%，三个以上的占 29.61%。

从图 4-1 可以看出，在总样本中，门诊患者为 605 人，占总人数的 35.97%，住院患者为 381 人，占总人数的 22.65%，其中门诊且住院患者为 82 人，占总人数的 4.88%。

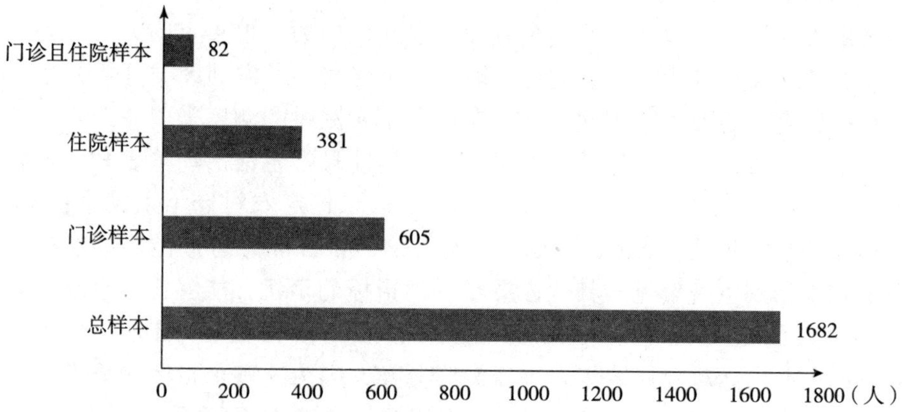

图 4-1　农村老年人门诊与住院人数分布情况

从应门诊治疗而未治疗情况来看（见图 4-2），应门诊治疗而未治疗的老年人有 146 人，应门诊治疗而未治疗的比例①为 19.44%。其中，多数老年人认为病情不严重而放弃治疗占总数的 48.63%，因经济困难而放弃门诊治疗的占总数的 19.86%，有 11.64%的老年人因之前已经接受过治疗而不愿治疗。

从应住院而未住院情况来看（见图 4-3），应住院而未住院的农村老年人有 182 人，应住院而未住院的比例为 32.33%。调查人群中应住院而未住院的主要原因构成中，经济困难的占 51.10%，不愿意住院的占 21.98%，认为医院医疗条件不好的占 7.14%。分析门诊人群应治疗而未治疗的主要原因构成，发现病情不严重是门诊患者放弃治疗的首要原因，而在应住院而未住院患者中，因家庭经济困难而放弃治疗的农村老年人占一半比例，这说明门诊和住院的区别在于，对于可能即将住院的患者而言，其病情更严重且住院开支比门诊开支更多，经济承受能力是农村老年人考虑的主要因素，而对于可能需要门诊治疗的农村老年人而言，其病情相对于住院患者来说要更轻，如果病情不严重容易导致其放弃治疗。

① 全国第三次医疗卫生服务调查将应就诊而未就诊的比例定义为：调查人口中有医生诊断需要门诊或住院治疗但由于各种原因未治疗的人次数占所有医生诊断需要门诊或住院治疗人次数的比例，用百分比表示。

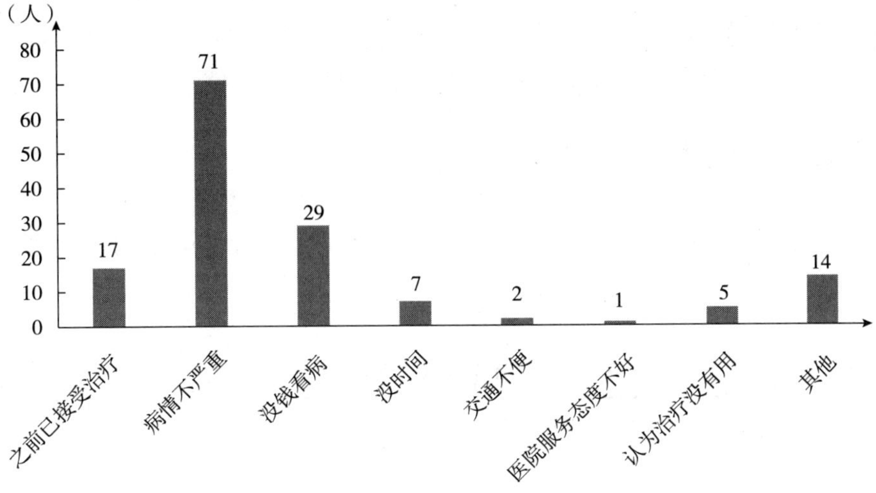

图 4-2 农村老年人应就诊（门诊）而未就诊原因

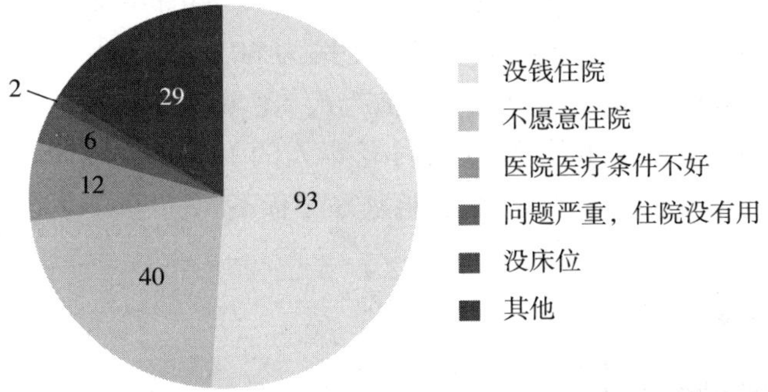

图 4-3 农村老年人应住院而未住院原因（单位：人）

二、调查地区农村老年人健康状况

1. 日常生活能力

关于对 ADLs 与 IADLs 的测量和计算，本书借鉴了“卡兹日常生活能力量表”，问卷中相关指标选项为“自己无法独立完成”“有点困难”和“没有困难”，并分别赋值为 0、1、2；然后对相应测量指标分值进行加总；最后 ADLs 得分的取值范围为 0~12，IADLs 得分的取值范围为 0~16，得分越高，意味着老年人的生理健康状况越好。通过对两个量表的统计分析，Cronbach's α 值分别为 0.81、0.84，说明这两个量表的信度较好。

被调查农村老年群体中，ADLs 评分均值为 7.35 分。从表 4-1 可以发现，其中有 1168 人的 ADLs 评分为 5~8 分，占的比重最大，为总人数的 69.44%，其次是 0~4 分，比重为 16.11%，最后为 9~12 分，比重为 14.45%。这说明大部分样本农村老年人的 ADLs 处于中等水平。

表 4-1　农村老年人 ADLs 评分统计情况

	0~4 分	5~8 分	9~12 分	合计
人数（人）	271	1168	243	1682
百分比（%）	16.11	69.44	14.45	100

调查样本的农村老年人的 IADLs 的评分分布如图 4-4 所示，占总数比例最大的是得分为 5~8 分的老年人，比例为 60.70%；得分为 9~12 分的比重稍低，为 18.87%；再次是 13~16 分，比重为 13.85%；最后为 0~4 分，比重为 6.48%。所以，综合农村老年人的 IADLs 与 ADLs 得分，可以得出大部分农村老年人在日常生活能力方面有不同程度的功能障碍。

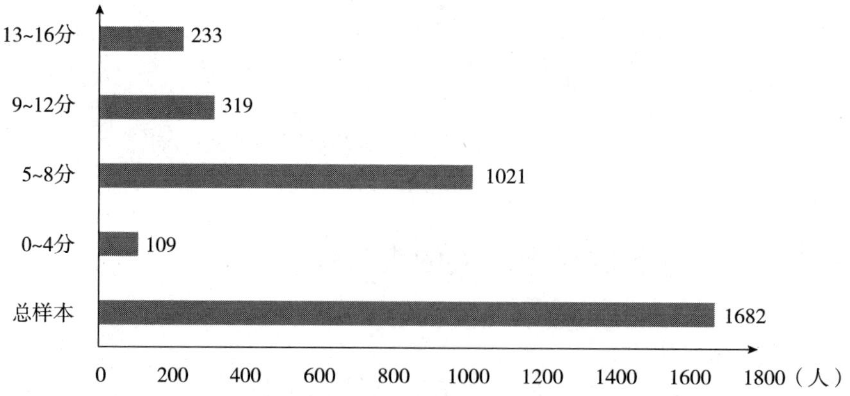

图 4-4　农村老年人 IADLs 评分统计情况

2. 认知能力

MMSE 则按照程令国（2014）的方法根据中国的文化传统对量表以适当修改（见表 4-2），量表总分范围为 0~30 分，测试内容涵盖定向力、记忆力、注意力和计算力、回忆力、语言能力和书写能力测试。27~30 分为功能正常，小于 27 分为认知功能障碍，其中 21~26 分为轻度功能障碍，10~20 分为中度功能障碍，0~9 分为重度功能障碍。MMSE 量表的 Cronbach's α 值为 0.92，说明这个量表的信度很好。

表 4-2 描述了调查样本的 MMSE 得分的分布情况，农村老年人认知功能完全正常的只有 14 人，仅占总数的 0.83%，轻度认知功能障碍的有 361 人，占比为 21.46%，中度认知功能障碍的有 976 人，占比为 58.03%，重度认知功能障碍的有 331 人，占比为 19.68%，也就是说，99.17%的样本农村老年人存在不同程度的认知功能障碍，进一步说明农村老年人精神状态不容乐观。

表 4-2　农村老年人 MMSE 评分统计情况

	0~9 分	10~20 分	21~26 分	27~30 分	合计
人数	331	976	361	14	1682
百分比	19.68	58.03	21.46	0.83	100

3. 慢性病

图 4-5 为样本农村老年人慢性病患病情况，总的来说，样本农村老年人慢性病的患病情况不算乐观，没有患慢性病的农村老年居民仅占 25.13%，患一种及以上慢性病的农村老年居民占了将近 1/3，患有两种慢性病的占 20.89%，患有三种及以上慢性病的占 24.21%。在调查农村老年人所患的疾病种类中，患病人数最多的两大类疾病为心脑血管疾病和运动系统疾病，其中患有心脑血管疾病（高血压、冠心病、脑萎缩等）的比例为 72.01%。其他依次为恶性肿瘤、糖尿病和呼吸系统疾病。

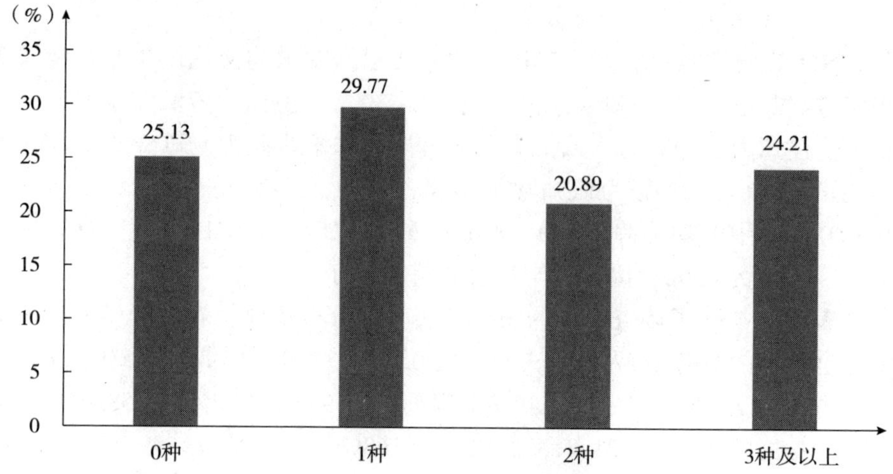

图 4-5　农村老年人慢性病患病数量分布

第三节　调查地区农村老年人健康差异度量

一、健康差异测度方法[①]

聚类分析方法是根据样本数据的诸多特征，在未事先指定分类标准的前提下，将样本按照“亲疏程度”的标准进行自动分类，产生多个分类的结果，这是一种建立分类的多元统计分析的重要方法。常用的聚类方法主要有 K-均值聚类和系统聚类两种方法。其中系统聚类方法可以对变量或样本进行聚类，而且所使用的变量既可以是连续变量也可以是分类变量，但当样本量太大时，分类数量较难确定（马志雄，2013）。事实上系统聚类方法在聚类变量极多时往往会出现将样本分出许多小类的问题，而 K-均值聚类方法需要预先明确样本的分类数量。因此，基于聚类方法的优劣和本书数据的特点，本书采用的是 K-均值聚类方法。由于 K-均值聚类方

① 林晨蕾，郑庆昌．新型农村合作医疗补偿机制对农村老人住院服务利用的影响——基于健康差异的视角［J］．中国农业大学学报，2020（6）：112-128.

法要求所选取变量为连续性变量，因而只选取 ADLs、IADLs、MMSE 作为健康测度指标，同时为了确定最佳样本数，又考虑到实际分类不宜过多，本书分别针对聚类个数三个和四个尝试进行对比，如表 4-3、表 4-4 所示。不难发现，三个聚类丛集中心值是逐级递减、符合常理的，但是四类的聚类丛集中心值第三类三个变量的中心值最高，但是其他三个等级的三个变量并不呈现递减或递增规律。因此，结果显示将农村老年人健康等级划分为三个等级较为合理。

表 4-3　最终丛集中心（1）

	丛集		
	1	2	3
ADLs	11	7	3
IADLs	15	8	5
MMSE	22	13	4

表 4-4　最终丛集中心（2）

	丛集			
	1	2	3	4
ADLs	11	10	5	8
IADLs	11	9	15	6
MMSE	4	15	22	13

基于上述方法，我们对全体样本可以分为三个健康等级，分别是健康等级Ⅰ、健康等级Ⅱ、健康等级Ⅲ。健康等级为Ⅰ的农村老年人有 597 人，健康等级为Ⅱ的农村老年人有 687 人，健康等级为Ⅲ的农村老年人有 398 人。随着健康等级的提升，农村老年人的身体越健康。在三个不同健康老年群体中，我们发现健康等级为Ⅲ的农村老年人要么未患有慢性病要么只患有一种慢性病，而健康等级为Ⅰ的农村老年人中有 68.21%患有三种以上的慢性病，这也再次验证了采用 K-均值聚类方法对农村老年人健康进行分类的结果具有一定合理性。

二、健康差异测度结果分析

表 4-5 显示的是不同个人特征变量与不同健康等级的农村老年人数量之间的交互关系，从而表明农村老年居民在不同个人特征下的不同类别健康等级的人数分布。

表 4-5　不同个人特征下不同健康等级农村老年人数量分布情况 单位：%

年龄	健康等级（Ⅰ）	健康等级（Ⅱ）	健康等级（Ⅲ）
50~59 岁	33.87	40.97	25.16
60~69 岁	38.69	41.03	20.28
70~79 岁	34.41	41.18	24.41
80 岁以上	35.80	37.04	27.16
性别			
男	37.87	38.13	23.99
女	33.48	43.14	23.38
婚姻状况			
已婚	36.14	40.55	23.31
未婚及其他	33.50	41.75	24.76
受教育程度			
小学及以下	38.76	41.17	20.07
初中	35.43	40.62	23.95
高中及以上	35.85	39.53	24.62

由表 4-5 可知以下几点基本信息：

第一，不同健康等级农村老年人的数量存在着年龄差异。无论哪个年龄阶段，都是健康等级为Ⅱ的农村老年人所占比重最高，其次是健康等级Ⅰ，最后为健康等级Ⅲ。但不同的是，50~59 岁农村老年人在健康等级为Ⅰ的比重最低，为 33.87%，其次是 70~79 岁农村老年人。而在健康等级为Ⅱ的农村老年人样本中，80 岁以上农村老年人所占比重最少，为 37.04%，其他三个年龄阶段的农村老年人所占比重差距不大。总体而言，在调查样本中，50~59 岁农村老年人的总体健康状况最好。

第二，不同健康等级农村老年人的数量存在着性别差异。男性在健康等级为Ⅰ和Ⅲ的样本中所占的比重都比女性高，在健康等级为Ⅱ的样本中，女性所占的比重更高。因此可以说，农村男性老年人的健康状况不如女性。

第三，不同健康等级农村老年人的数量存在着婚姻状况差异。已婚老年人在健康等级为Ⅰ的老年群体中所占的比重比未婚的更多，这和预测不太一致。其他两个健康群体的婚姻状况差异不大。

第四，不同健康等级农村老年人的数量存在着受教育程度差异。总体来说，受教育程度越高，老年人的健康水平就越高，学历在小学及以下的农村老年人被划分到健康等级为Ⅰ的人数占比最高。

第四节　本章小结

本章对老年人健康指标进行综合比较，构建了农村老年人健康评价的测量指标。并对农村老年人的日常生活能力、认知能力与慢性病患病情况三个维度的现状进行描述性统计分析。研究结论表明，目前农村老年人的健康现状仍然不尽如人意。在此基础上，运用了 ADLs、IADLs、MMSE 三个指标，利用聚类的分析方法将农村老年人分为三类健康等级，健康等级Ⅰ为健康状态最差，健康等级Ⅱ为健康状态中等，健康等级Ⅲ为健康状态最佳。同时发现不同健康等级老年人具有明显的年龄和性别差异，在调查样本中，50~59 岁老年人的总体健康状况最好；女性的健康状况优于男性；已婚老年人不如未婚老年人健康，高学历的农村老年人健康水平总体优于低学历老年人。

第五章　农村老年人就诊决策与医疗费用支出的影响因素分析

第二章的分析表明农村老年人医疗服务利用的情况并不理想，农村居民的就诊决策和医疗费用支出主要受到年龄、收入、健康状况、医疗保险等要素的制约。本章作为医疗服务利用实证分析的第一部分，首先拟对农村老年人门诊和住院医疗服务利用进行总体分析，明确回答了哪些因素会影响农村老年人就诊决策与医疗费用支出；其次在第四章对农村老年人健康度量及分类的基础上，进一步挖掘不同健康等级的农村老年人在门诊和住院医疗服务情况上利用的异同，从而对当前农村老年人医疗服务利用有一个全面、清晰的把握，进而对政府医疗补贴、医疗保险政策的设计提供依据。

第一节　分析框架

关于个体就诊决策与医疗费用支出的影响因素，学者们比较关注的变量有年龄、教育、工资率或收入、医疗保险、医疗服务的可及性等。有相关文献证明，年轻时的健康存量大于年老时的健康存量，年龄对健康的需求有负作用（Gerdtham，1993），同时，老年人比年轻人就诊的概率更高，需要更多的医疗服务。Grossman（1972）指出教育是对未来收益的投资。教育程度越高，个体越愿意为自己的健康做投资，因而增加了医疗支出。封进（2006）重点分析了收入对农村居民医疗消费存在的直接效应和间接效应两种影响路径。在现实生活中，无论是城市样本还是农村样本，健康程度都是影响医疗利用率的显著因素，健康状况越差、疾病越严重，医疗需求的迫切程度就越高，医疗支出越高（顾海，2012）。潘丹（2010）的研究发现，疾病严重程度显著影响着居民就诊的概率。邢海燕（2002）等指出，距离医疗机构的远近会影响农村居民的就医决策。宁满秀（2014）基于供给者诱导需求的视角出发，指出新农合补偿机制与高科技医疗技术检查会显著影响农村居民的住院费用负担。此外，医疗服务市场是医疗服务的提供者与医疗服务需求者之间一种商品交换关系的总和，连接双方的机制是价格。而医疗保险作为一种价格补贴机制，是个体医疗服务利用的重要影响因素。随着农村医疗保险的广泛覆盖，国内外学者重点分析了新农合对农村居民就诊决策与医疗消费的作用。大部分学者的研究表明新农合会提高农村居民的就诊率，同时也会在一定程度上减轻农村居民的经济负担（高梦滔，2010；刘国恩，2011）。

个体患病后购买医疗服务的消费行为会产生正向和负向的影响。一方面，这种行为可以弥补健康资本的缺失，产生正向的福利效果；另一方面，也会因医疗支出带来一定的经济损失，可以理解为负向的福利后果。囿于预算约束不同，即使有同等医疗需要的社会群体也可能会做出不同的消费决策，那些患病后选择不治疗的人群无法享受到公共财政在筹资阶段给予的消费补贴。医疗保险的价格补贴机制不仅可以减少个体因疾病风险带来的经济损失，也使那些本来没有能力就医的能够得到及时的医疗服务（Arrow，1963），获得平等享受医疗保险补偿的机会，实现患病人群与健康人群的收入分配。

若将医疗服务比作一种商品，农村老年人作为消费者，对医疗服务利用的水平取决于其有效需求，而医疗服务价格是影响医疗服务需求的决定性因素。医疗保险是以第三方付费的形式出现，帮助需求者购买部分医疗服务。这种第三方参与的形式会减轻消费者对医疗服务的敏感性，从而改变人们对医疗服务的利用。为了简化分析，假定医疗保险的支付方式为共付制，参加保险的居民在患病后，按照医疗保险政策能获得一定比例的报销，即经济补偿。图 5-1 反映了在其他因素保持不变的条件下，医疗保险如何影响医疗服务利用。当医疗服务价格为 P_1时，患者医疗服务消费数量为 Q_1。假定共付率为 ω（$0<\omega<1$），则参加医疗保险的居民面临的医疗服务价格变为 P_2（$P_2=\omega P_1$），此时，对应的均衡点将沿着曲线向下移动，医疗服务消费数量增加到 Q_2。对于社会总体来说，虽然由于医疗保险的覆盖降低了个人支付的医疗服务价格，促进了医疗服务消费数量的增加，但个

人所支付医疗服务价格的减少部分转接给了第三方，最终由医疗保险促进的医疗服务消费将导致总消费曲线从 D_1 向右移动至 D_2。由此可见，在医疗服务供给保持不变的前提下，医疗保险对居民医疗服务消费的影响主要取决于共付率的大小。医疗保险的作用是通过参保者分散疾病经济风险从而降低医疗服务支出。然而，由于道德风险和供给诱导需求的存在会导致过度医疗服务的提供，医疗保险并不一定最终能减轻居民疾病经济负担。一方面，消费者就将努力使购买此项医疗服务的边际成本和增加单位服务的边际收益相等，此时，“多余的”医疗服务就会被使用；另一方面，供给方出于经济利益的考虑，也可能会提供过度医疗服务。

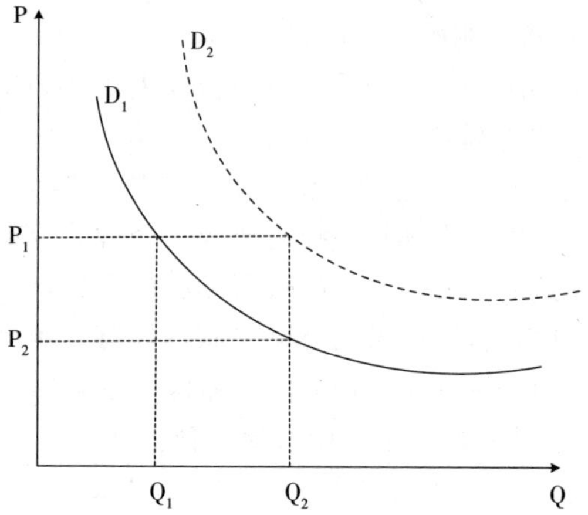

图 5-1　医疗保险对医疗服务利用的影响

新农合价格补贴方案中设立起付线、共付比例和封顶线是用来制约消费者道德风险的有效手段，然而这一需方制约手段的致命弱点是提高了风险，从而削弱了新农合人群中风险分担这一基本功能的发挥。因此，制度设计中强调对需方的制约，虽然提高个人对医疗费用风险承担比例，但由于起付线以下的医疗服务的价格需求弹性较大，并不会因其对社会行为造成扭曲而损失效率。这就使人们在患小病时会做出更加谨慎的选择，不会动辄就去就医，可以有效地节约资源。相反，如果不实行扣除，医疗服务提供者的成本得到充分补偿，患者又不需支付任何费用，供需双方都没有控制成本的动力。在新农合中，不管门诊统筹还是家庭账户，患者都需要自付一定比例的医药费，与医疗保险的共同保险有一定相似性。补偿封顶线的设立，减少了公众的保费负担，同时也能扩大新型农村合作医疗的覆盖水平。

目前，关于农村居民就诊决策或医疗消费方面的研究大多数选取的具体指标主要围绕个体基本特征、是否参保、医疗服务可及性等方面展开研究。本书认为健康不佳的农村老年人对这种差异化的价格补贴更为敏感，往往会更加理性地去选择适合但补偿较高的医疗产品或服务。此外，新农合补偿机制体现“城乡有别”的原则，而新农合补偿机制最终落实的前提是患者已经利用了医疗服务，因此城乡医疗资源配置也是本章重要的考察因素，它会间接影响农村患病老年人医疗消费决策。正常情况下，身体状况越差、疾病严重的老年人为寻求更先进、完善的治疗，更倾向于选择城市医疗机构就诊，此时新农合补偿机制的城乡补偿差异，最终导致老年人医疗总费用和自付费用增多。因此，本书整合现有研究，着重探讨新农合补偿机制、城乡医疗资源配置对不同健康等级农村老年人就诊决策与医疗费用支出的影响。

基于以上分析，本书提出以下四个假说：

假说一：新型农村合作医疗保险通过降低医疗服务的价格刺激农村老年人更多利用医疗服务，提供老年人医疗服务利用水平。

假说二：新型农村合作医疗保险补偿机制减轻农村老年人医疗经济负担。

假说三：相对于健康老年人，新农合补偿机制对身体状况差的老年人影响更大。

假说四：相对于健康老年人，城乡医疗资源配置现状对身体状况差的老年人影响更大。

第二节　计量模型设定与变量说明

一、计量模型设定

通过以上分析可以发现，医疗服务的利用取决于不同人群两个阶段的决策行为，首先是患病后是否选择治疗的决策，其次是决定治疗后购买多少医疗产品或服务的决策。

医疗服务利用（医疗消费）过程中，往往存在自选择问题，即个体在患病后通常面临是否治疗的选择，而是否治疗取决于预算约束、预期健康收益、风险态度等因素，因而存在患病后医疗总支出为零的情况，导致我们无法观测到在不同条件下农村老年人的真实医疗支出。这种农村老年人的自我选择就医行为会产生样本选择偏差（Sample Selection Bias）。只有患病时选择治疗，医疗需要才能真正转化为有效的医疗服务利用，我们才能观察到其医疗支出。针对观测值和实际值给估计模型带来的差异，1974年，Heckman 提出样本选择模型（Sample Selection Model），即在考虑医疗支出发生概率的条件下估计医疗支出大小，以研究影响医疗支出真实值的因素。根据样本选择模型，居民医疗支出决策过程可分为两个阶段：第一阶段是否发生医疗支出；第二阶段在发生医疗支出条件下的医疗需求支出大小的决策。

第一阶段是选择方程：个体选择是否发生医疗支出，即医疗支出决策方程，如式（5-1）所示。

$$I_i^* = \beta X_i + \varepsilon_i,\quad \varepsilon_i \sim (0,\ 1)$$

$$I_i = \begin{cases} 1, & I_i^* > 1 \\ 0, & \text{otherwise} \end{cases} \tag{5-1}$$

式（5-1）中，被解释变量 I_i 代表是否患病，当它取值 1 代表患病，否则取值为 0；解释变量为医疗保险、社会经济特征等相关因素。此模型为概率模型，根据估计结果，计算出第 i 个个体的逆米尔斯比率（the Inverse Mill's Ratio，IMR）λ_i，这一比例象征个体医疗支出发生概率大小，并作为下面的医疗支出结果方程的解释变量之一。

第二阶段是支出结果方程：即在发生医疗支出的情况下，估计其医疗需求支出大小，见式（5-2）。

$$\log(Y_i \mid =1) = \alpha Z_i + \beta\lambda_i + \mu_i$$

$$\mu_i \sim N(0, \sigma_\mu^2),\ \mathrm{cov}(\varepsilon_i, \mu_i) = 0 \tag{5-2}$$

式（5-2）中，被解释变量是医疗支出 Y_i 的对数。解释变量为医疗保险、逆米尔斯比率以及其他社会经济特征因素等。λ_i 作为解释变量之一，代表了第一个方程中无法观测到的因素对医疗支出的影响，如果回归结果显著，则表明存在样本选择偏差；反之如果不显著，则表明可能不存在样本选择偏差。因此，样本选择模型可以很好地考察真实的对医疗支出多少的影响因素。同时为区分这两个方程，要求两个方程所选取的解释变量应有所不同。

之后，Duan 等（1983）认为医疗支出更多地与其他外生因素（如医疗保险政策的规定等）有关，它的是否发生并非自我选择的结果。从而提出两部分模型（Two-part Model）。两部分模型也将个体的医疗支出分为两个阶段，与模型相似。

第一阶段是选择方程：个体选择是否发生医疗支出，即医疗支出决策方程见式（5-3）。

$$I_i^* = \beta X_i + \varepsilon_i,\ \varepsilon_i \sim (0,\ 1)$$

$$I_i = \begin{cases} 1, & I_i^* > 1 \\ 0, & \text{otherwise} \end{cases} \tag{5-3}$$

第二阶段是支出结果方程见式（5-4）：即在发生医疗支出情况下，估计其医疗需求支出大小。

$$\log(Y_i \mid =1) = \alpha Z_i + \mu_i$$

$$\mu_i \sim N(0,\ \sigma_\mu^2),\ \mathrm{cov}(\varepsilon_i,\ \mu_i) = 0 \tag{5-4}$$

与样本选择模型不同的是，两部分模型放松误差项的正态分布假设，也没有采用自选择的思想，而是认为医疗需求支出决策概率方程和结果方程是两个相对独立的决策行为，即在发生医疗支出的条件下估计医疗支出大小的条件 OLS 回归方程，从而纠正零医疗支出带来的偏差（Duan et al.，1983）。因而，第二个估计方程中没有样本选择模型中的逆米尔斯比率这一因素。最终，解释变量对医疗需求支出的影响是两个回归方程的边际效应之和。

此后，还有学者饶克勤（2000）、王翌秋（2008）等运用四部模型分析医疗服务利用问题，其思想是将研究样本分成三组，即零医疗支出组、门诊服务支出组和住院服务支出组。但是四部模型在个体就医选择行为中将住院和门诊合并一组，为零医疗支出组。在现实中，门诊和住院属于两个不同层次的医疗项目，医疗保险中关于两者的补偿也是区别对待，故在就诊概率分析中不能将两者一并探讨。

因此，综合以上分析，并结合本书的研究目的，本书实证研究方法采用的是两部分模型。本书是分析医疗支出的实际结果与其他变量之间的因果关系。而且，笔者认为，零医疗支出的真实含义与零工资并不等同，零医疗支出的样本并不是无法观察到的潜在结果，而是已经观察到的医疗支出为零的实际结果。无医疗支出的样本是已经被观察到的结果，零医疗支出意味着该个体在观察期内没有发生医疗服务的利用而不具有医疗支出，或者可以理解成个体在观察期内在医疗上的花费为零元。综上所述，零医疗支出不存在选择性偏误的问题。也就是说农村老年人选择就医的决策与医疗支出可以认为是相互独立的，故采用两部分模型。

二、变量说明与描述性统计

1. 被解释变量：医疗支出

研究中常用的医疗服务利用综合指标是医疗费用支出，它能够从总体上获得医疗服务状况的信息，包括医生诊疗费、医院治疗费、处方和非处方药费以及非治疗性费用等（Grossman，1972）。此外，相关研究中常使用就诊的次数或就诊的频率作为医疗服务利用的代理变量。但考虑到因疾病严重程度的不同，同样的就诊次数也会产生不同程度的需求，由于所需医疗服务的质量、治疗时间的长短患者的需求有所不同，可见以门诊或住院次数作为代理变量并不能反映出医疗服务的实际需求和医疗服务的使用状况。因而，本书借鉴刘国恩（2011）、封进（2007）、王翌秋（2011）的研究，用医疗服务利用综合指标，即居民看病发生的实际医疗支出作为医疗服务利用的代理变量。它能够从总体上获得医疗服务状况的信息，包括医生诊疗费、医院治疗费、处方和非处方药费以及非治疗性费用等。考虑到分析框架中将医疗资源利用分为两个决策阶段，本书还选定患病后是否治疗作为第一阶段选择方程的被解释变量。

在调查的1682个农村老年人样本中，调查前四周门诊就诊人数为605人，其中健康等级为Ⅰ的农村老年人中有248人就诊，健康等级为Ⅱ、Ⅲ的农村老年人中有234人和123人就诊。从就诊人数所占比重可以看出，健康等级为Ⅰ的农村老年人群体就诊率最高为41.54%，随着健康等级的上升，就诊率随之降低（见表5-1）。

表 5-1　农村老年人前四周门诊就诊情况统计

	总样本		健康等级（Ⅰ）		健康等级（Ⅱ）		健康等级（Ⅲ）	
	就诊	未就诊	就诊	未就诊	就诊	未就诊	就诊	未就诊
频率（人）	605	1077	248	349	234	453	123	275
百分比（%）	35.97	64.03	41.54	58.56	34.06	65.94	30.90	69.10
观察值（人）	1682		597		687		398	

调查过去一年住院患者共有 381 人（见表 5-2），其中健康等级为Ⅰ、Ⅱ、Ⅲ的农村老年人中共有 154 人、128 人和 99 人接受住院治疗，就诊人占总人数的比重最高的为健康等级为Ⅰ的农村老年群体，其次为健康等级Ⅲ，最后为健康等级Ⅱ[①]。这和门诊就诊情况有所区别。

表 5-2　农村老年人住院就诊情况统计

	总样本		健康等级（Ⅰ）		健康等级（Ⅱ）		健康等级（Ⅲ）	
	就诊	未就诊	就诊	未就诊	就诊	未就诊	就诊	未就诊
频率（人）	381	1301	154	443	128	559	99	299
百分比（%）	22.65	77.35	25.80	74.20	18.63	71.37	24.87	75.13
观察值（人）	1682		597		687		398	

如图 5-2 所示，在总体样本中，门诊患者医疗支出均值为 0.160 万元，住院患者医疗支出均值为 1.689 万元。其中，无论是门诊还是住院样本中，健康等级为Ⅰ的农村老年人患者医疗支出均值最高，其次是健康等级Ⅱ，最后是健康等级Ⅲ。由于本书所研究的医疗支出具有大量零支出样本，多数人的医疗消费较少，而极少数发生较高住院医疗支出的人将医疗支出分布的右尾拖得很长，因而医疗支出并非正态分布，而是向右倾斜的。针对这种情况，本书在计量模型中对医疗支出取对数处理使其更接近正态分布。

① 在调查中发现，健康等级为Ⅲ的农村老年人为了长期维持自身的健康现状，患有疾病后，在可或不可住院的情况下，相对于健康等级的Ⅱ农村老年人，健康等级为Ⅲ的农村老年人更愿意接受住院治疗。这也是为什么健康等级最高的农村老年人住院率也偏高的原因。

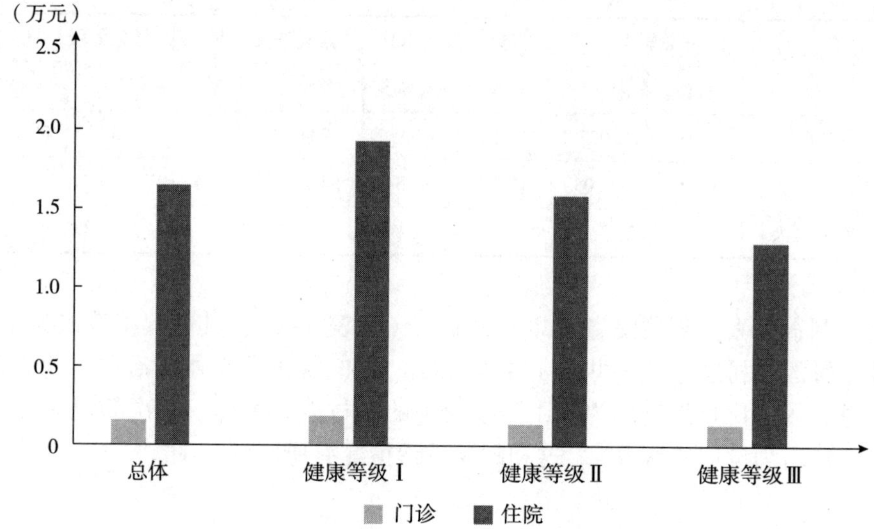

图 5-2　农村老年人门诊和住院医疗支出统计

此外，关于个人自付费用支出方面，从图 5-3 可以明显看出，当健康等级为Ⅰ时，农村老年人的门诊医疗总支出与门诊自付医疗支出达到最高，此时的个人自付医疗支出比例最大，为 89.47%，健康等级为Ⅱ的农

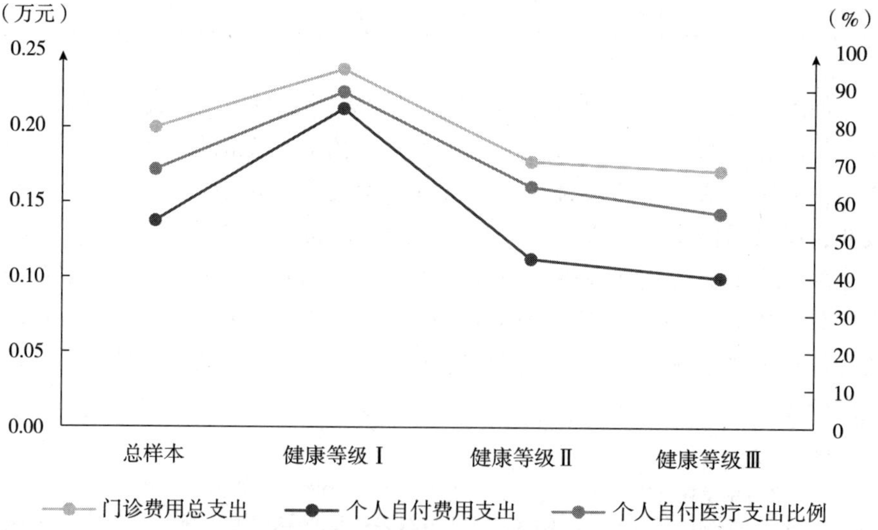

图 5-3　农村老年人门诊自付医疗费用与自付比例统计

村老年人的个人门诊自付比为64.29%，健康等级为Ⅲ的农村老年人的比为57.14%，也就是说，随着健康等级的提高，医疗费用支出与自付比例逐渐下降。

如图5-4所示，在住院医疗费用总支出与自付支出关系中，虽然健康等级为Ⅰ的农村老年人的住院医疗费用总支出与自付医疗支出依然是最多，个人自付医疗支出比例也最大。但是门诊和住院的区别是：门诊个人自付费用支出和支出比例随着健康等级的提高，医疗费用支出与自付比例逐渐下降；但在住院费用支出中，健康等级为Ⅲ的农村老年人自付医疗支出、自付比例比健康等级为Ⅱ的农村老年群体的更多、更高。

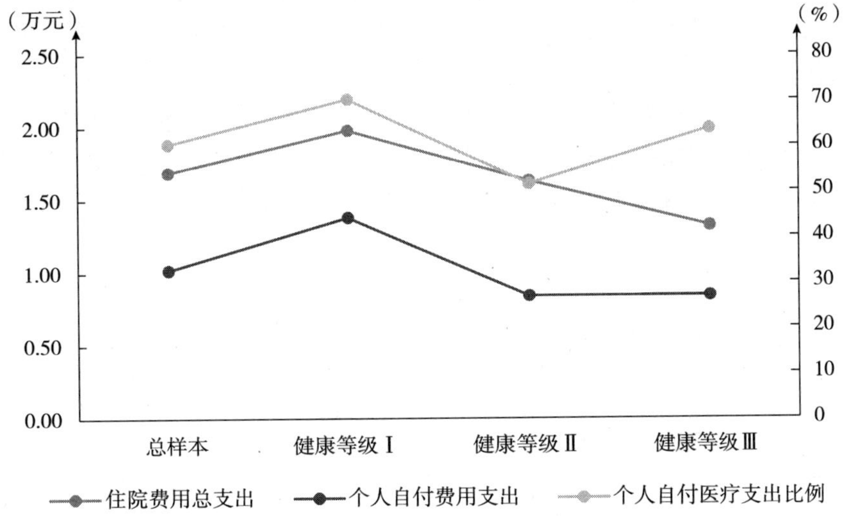

图5-4　农村老年人住院自付医疗费用与自付比例统计

2. 关键自变量：新农合补偿机制、就诊机构与高科技检查

一方面，研究发现医疗保险对人们的医疗服务利用确实具有显著的作用（Manning et al，1987），且大部分研究是以“是否参加医疗保险”作为医疗保障制度的衡量指标，考虑到在调查总样本参保人数已达98.18%，为了获得统计学意义，本书借鉴宁满秀（2014）、姚兆余（2014）、刘波（2013）等的研究，用新农合补偿比例和封顶线作为医疗保障制度的代理变量。为合理利用医疗资源，我国新农合制度在设计之初就采用起付线、封顶线与共付机制。但由于起付线与报销比例之间存在着共线性（宁满秀，

2014)，同时，在部分调研地区已逐步取消门诊起付线的设置，为了更好地综合比较门诊和住院医疗服务利用的区别，本书只选择报销比例与封顶线进入实证分析；另外，新农合“大病统筹”原则导致给付结构中门诊和住院有所区别，在调研地区，新农合门诊统筹主要覆盖村和乡镇，起付线、报销比例均分为村卫生所、乡镇卫生院两个等级且门诊封顶线只针对村卫生所与乡镇卫生院，而住院起付线、报销比例均分为乡镇卫生院、县级医院、县外医院三个等级。

表 5-3 描述了新农合针对不同级别门诊和住院医疗机构的补偿比例及门诊、住院封顶线的异同。即门诊补偿和住院补偿均是向基层医院倾斜的，医院级别越高，门诊和住院的补偿比例相应降低。门诊补偿中，村卫生所的门诊补偿比例高于乡镇卫生院；住院补偿中，乡镇卫生院的住院补偿比例最高，为 83.792%，其次是县级医院，最后为县外医院。但门诊与住院不同的是，住院的补偿比例要高于门诊。除此之外，住院封顶线也是明显高于门诊封顶线，这主要是因为：第一，由于新农合制度设计初衷是“保大病”，医疗保险基金重点补偿住院医疗支出；第二，住院的医疗费用负担明显多于门诊，故封顶线也高于门诊。

表 5-3　新农合关于门诊与住院补偿的统计（全样本）　单位：%

	门诊补偿比例与封顶线		住院补偿比例与封顶线	
	均值	标准差	均值	标准差
村卫生所	49.254	3.817	—	—
乡镇卫生院	40.269	4.069	83.792	3.604
县级医院	—	—	67.781	4.140
县外医院	—	—	40.309	4.069
门诊封顶线（百元）	5.706	1.859	—	—
住院封顶线（万元）	—	—	6.252	1.798

另一方面，前文证明了目前我国城乡医疗资源配置不平等，城市占有绝对优势，而新农合的补偿原则是“就近就医”，补偿政策向基层医院倾斜。也就是说，如果病患为追求先进医疗技术、现代医疗设备及优越的医疗环境，他们更愿意选择级别高的县级或县外医院就医，这就意味着这类患者的医疗支出更多，自付比例也更高。此外，高科技医疗服务与设施在

辅助诊断与治疗疾病的过程中具有积极作用，但高科技医疗服务的利用（如螺旋 CT、MRI、冠脉造影等）被视为是造成医疗费用支出增多的重要因素之一（Stano，1985）。依据我国目前城乡医疗资源配置，基层医院由于资源受限，患者接受高科技医疗检查有限，而高级别医院（县级及以上医院）可以提供项目齐全的高科技医疗检查。因此，本书将就诊机构与高科技医疗检查的选择作为衡量城乡医疗资源配置的指标。

考虑到新农合针对门诊和住院医疗费用补偿机制的不同，故将门诊医疗机构分为村卫生所、乡镇卫生院和县级及县外医院三类，住院医疗机构分为乡镇卫生院、县级医院和县外医院三类。如图 5-5 所示，在门诊就诊的总体样本中，有 263 个患者选择村卫生所，203 个患者选择乡镇卫生院，139 个患者选择县级及县外医院；在分样本中，选择各级医疗机构的比重分布大体一致，但是健康等级为 I 的农村老年患者选择村卫生所与乡镇卫生院的人数差距不大。总体而言，农村老年患者决定门诊治疗，大部分还是优先考虑村卫生所。

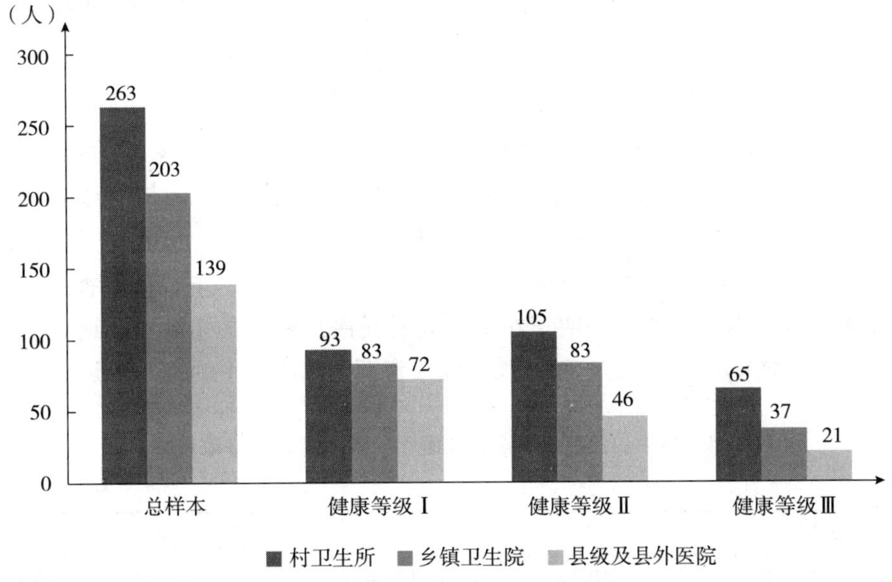

图 5-5　农村老年人门诊医疗机构选择情况的统计

同样，从图 5-5 可知，在住院医疗机构的全样本里，选择村卫生所、乡镇卫生院、县级及县外医院的人数分别为 103 人、205 人、73 人。在分样本群体中，三个健康等级的农村老年人选择县级医院住院治疗的比例都是最高的。但是健康状况为Ⅲ的农村老年人选择高级别医院（县外医院）的人数比低级医院（乡级医院）的人数多，这与患病农村老年人门诊机构选择行为有所不同。

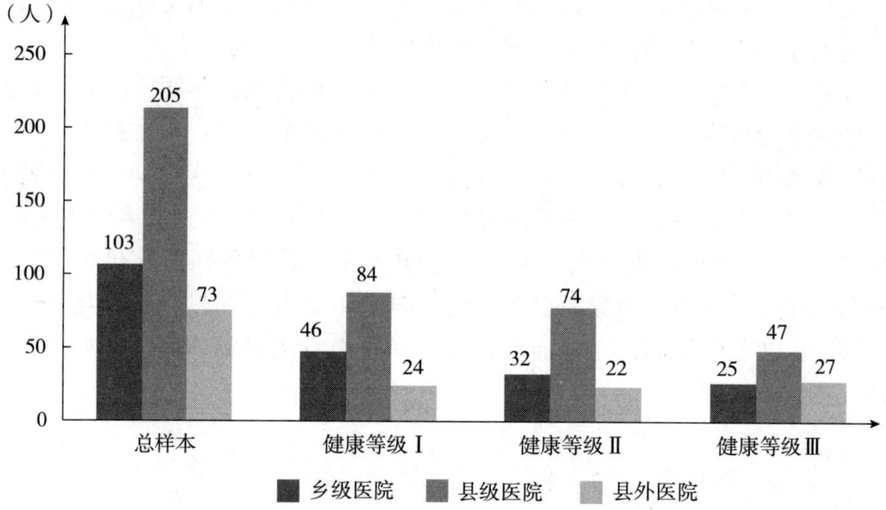

图 5-6　农村老年人住院医疗机构选择情况的统计

关于高科技医疗技术检查方面，从表 5-4 可知，在门诊就诊样本中，共有 140 人接受高科技技术检查，占门诊患者数量的 23. 14%，其中有县级及以上医院提供的占 65. 71%，在住院患者样本中，共有 285 人接受高科技医疗检查，占住院患者数量的 74. 80%，且县级及县外医院提供检查的比例为 80. 35%。这进一步地说明了在接受高科技医疗检查的患者中，绝大部分是由高级别医院完成的，这也是城乡医疗资源分布不公平的有力证据。

表 5-4　门诊和住院患者高科技医疗检查人数统计（就诊样本）

单位：人

高科技医疗检查	门诊			住院		
	村卫生所	乡镇卫生院	县级及县外医院	乡级医院	县级医院	县外医院
接受	12	36	92	56	175	54
没接收	251	167	47	47	30	19
合计	263	203	139	103	205	73

3. 其他控制变量

其他控制变量主要包括医疗服务数量、交通距离、农村老年人病患的个人特征以及家庭社会经济特征等方面。

门诊次数或住院天数很大程度上代表病患在门诊或住院治疗期间各种医疗服务项目的利用量，从而直接影响到病患的医疗费用负担。一般来说，门诊次数越多或住院天数越长，医疗费用支出越多。交通距离的远近一方面衡量了病患就医的时间成本、家人陪同与看护的成本的高低；另一方面在我国农村医疗服务市场，就医的交通距离也体现了医疗服务资源的可近性程度。理论上，作为一种就医时间与经济成本，交通距离对医疗服务利用行为具有负面的作用。但是，农村老年人就医交通距离越远显示其疾病状况越严重，需要在更高层级、医疗服务质量更好的医院进行治疗。

家庭社会经济特征变量。包括家庭年均纯收入、农村老年人的性别、年龄、文化程度、婚姻状况、健康等级等。依据第四章的分类结果，农村老年人的健康状况归为三类，分别为Ⅰ、Ⅱ、Ⅲ三个等级，健康等级越高意味着农村老年人身体越健康。主要的变量含义和描述性统计结果见表 5-5 和表 5-6。

表 5-5 门诊变量定义与描述性统计（就诊决策与医疗支出）

变量名称	变量定义	均值	标准差
因变量：			
是否选择门诊治疗	否=0；是=1	0.361	0.480
ln 门诊医疗费用		6.004	1.515
ln 门诊自付医疗费用		5.556	1.807
自变量：			
年龄	农村老年人实际年龄（周岁）	63.397	9.127
性别	女=0；男=1	0.458	0.498
受教育年限	农村老年人受教育年限（年）	3.480	3.564
婚姻状况	“您现在的婚姻状况？”未婚或其他=0；已婚=1	0.755	0.430
健康等级	健康评级，差（Ⅰ）=1；一般（Ⅱ）=2；好（Ⅲ）=3	1.882	0.760

续表

变量名称	变量定义	均值	标准差
ln 家庭年收入	上年家庭年收入（元）的对数	6. 389	2. 444
子女健在个数	“您现在有多少个存活的儿子和女儿？”（个）	2. 889	1. 521
交通距离	“您家距离最近门诊医疗机构的距离”（公里）	5. 996	10. 346
就诊交通距离	“您家距离就诊门诊医疗机构的距离”（公里）	8. 079	9. 492
高科技医疗检查	“您是否接受门诊高科技医疗检查？” 无＝0；有＝1	0. 231	0. 412
门诊次数	门诊的次数（次）	3. 683	3. 419
就诊单位	村卫生所＝3；乡镇卫生院＝2；县级及县外医院＝1	2. 205	0. 819
村卫生所补偿比例	村卫生所门诊补偿比例（%）	49. 254	3. 817
乡镇卫生院补偿比例	乡镇卫生院门诊补偿比例（%）	40. 269	4. 069
自变量：			
门诊补偿封顶线	新农合门诊补偿封顶线（百元）	5. 706	1. 859

表 5-6　住院变量定义与描述性统计（就诊决策与医疗支出）

变量名称	变量定义	均值	标准差
因变量：			
是否选择住院治疗	否＝0；是＝1	0. 218	0. 413
ln 医疗费用支出		9. 038	1. 700
ln 自付医疗费用支出		8. 036	1. 984
自变量：			
年龄	农村老年人实际年龄（周岁）	63. 397	9. 127
性别	女＝0；男＝1	0. 458	0. 498
受教育年限	农村老年人受教育年限（年）	3. 480	3. 564
婚姻状况	“您现在的婚姻状况？” 未婚或其他＝0；已婚＝1	0. 755	0. 460
健康等级	健康评级，差（Ⅰ）＝1；一般（Ⅱ）＝2；好（Ⅲ）＝3	1. 882	0. 760

续表

变量名称	变量定义	均值	标准差
ln 家庭年收入	上年家庭年收入（元）的对数	6.389	2.444
子女健在个数	“您现在有多少个存活的儿子和女儿?”（个）	2.889	1.521
交通距离	“您距离最近住院医疗机构的距离”（公里）	23.865	30.300
就诊交通距离	“您距离就诊住院医疗机构的距离”（公里）	75.073	108.674
高科技医疗检查	“您是否接受住院高科技医疗检查?” 无=0；有=1	0.732	0.504
自变量：			
住院天数	住院的天数（天）	3.683	3.419
就诊单位	乡级医院=3；县级医院=2；县外医院=1	2.079	0.842
乡级医院补偿比例	乡镇卫生院住院补偿比例（%）	83.792	3.604
县级医院补偿比例	县级医院住院补偿比例（%）	67.781	4.140
县外医院补偿比例	县外医院住院补偿比例（%）	40.309	4.069
住院补偿封顶线	新农合住院补偿封顶线（万元）	6.252	1.798

第三节　实证结果分析

本节采用两部分模型法，分别对门诊概率模型、住院概率模型、门诊支出模型和住院支出模型进行回归。在门诊和住院选择模型中，重点考察了新农合补偿机制对农村老年人是否就医决策的影响；在门诊和住院支出模型中，着重观察新农合补偿机制、就诊机构选择及高科技医疗检查对老年患者医疗费用支出的影响。并从健康差异的角度分析这些影响因素作用的异同。其中，门诊概率模型、住院概率模型采用 Logit 模型进行估计，门诊支出模型和住院支出模型采用 OLS 方法进行估计。

一、门诊选择概率影响因素分析

门诊概率模型为门诊医疗服务利用的第一阶段，即选择阶段。因变量是“调查前四周是否接受门诊治疗”，具体回归结果见表 5-7。该模型总体模拟效果较好，拟合优度 R^2 为 0.4325，回归总体是显著的。

表 5-7　农村老年人门诊概率的回归结果

变量	总样本	健康等级（Ⅰ）	健康等级（Ⅱ）	健康等级（Ⅲ）
年龄	0.014 (0.009)	0.022 (0.016)	0.025 (0.016)	-0.024 (0.027)
性别	-0.447** (0.151)	-1.050** (0.261)	0.047 (0.253)	-0.566 (0.444)
受教育年限	0.603*** (0.065)	0.961*** (0.091)	0.061 (0.118)	-0.200 (0.266)
婚姻状况	-0.084 (0.175)	-0.424 (0.297)	0.053 (0.294)	-0.012 (0.505)
健康等级（Ⅱ）	-1.132*** (0.168)	—	—	—
健康等级（Ⅲ）	-3.159*** (0.249)	—	—	—
家庭年收入	-0.021** (0.011)	-0.025 (0.017)	-0.010 (0.015)	-0.095** (0.051)
子女健在个数	-0.025 (0.054)	-0.051 (0.087)	-0.125 (0.094)	0.271* (0.142)
交通距离	-0.038*** (0.007)	-0.015 (0.009)	-0.135*** (0.026)	-0.087** (0.043)
村卫生所补偿比例	0.703*** (0.053)	0.422*** (0.078)	1.286*** (0.126)	0.448*** (0.126)

续表

变量	总样本	健康等级（Ⅰ）	健康等级（Ⅱ）	健康等级（Ⅲ）
乡镇卫生院补偿比例	0.121* (0.067)	0.235** (0.108)	0.054 (0.114)	0.044 (0.195)
门诊补偿封顶线	1.111*** (0.094)	1.218*** (0.161)	1.173*** (0.161)	0.834 (0.551)
常数项	-47.854*** (4.001)	-40.277*** (6.400)	-73.769*** (7.948)	-29.918*** (9.900)
Pseudo R^2	0.4325	0.4288	0.4989	0.3534
观测样本	1682	597	687	398

注：*、**、***分别表示在10%、5%、1%统计水平上显著，括号内为稳健性标准误。

在总样本模型中，首先，新农合制度中分级报销比例、门诊补偿封顶线与农村老年人的门诊选择决策为显著正相关，其中村卫生所报销比例与门诊补偿封顶线更为显著。可能的原因是，相对于村卫生所而言，乡镇卫生院的报销比例更低，与此同时，门诊补偿封顶线是对村、乡两级医疗机构门诊治疗的年度最高支付限额，作为理性的“经济人”，农村老年人的门诊选择是对分级报销比例与年度最高支付限额进行综合考虑的结果，尽可能从新农合制度中享受更多的“实惠”。其次，农村老年人离最近门诊医疗机构的距离对农村老年人的门诊选择行为的影响在1%的统计水平上显著为负。这说明，农村老年人到最近的门诊医疗机构的距离越远，花费的时间越多，坐车花费等成本较高，农村老年人选择接受门诊治疗的概率越低。再次，家庭收入对农村老年人是否选择门诊治疗具有显著负向作用。即家庭收入越高，农村老年人选择门诊治疗的概率越低。可能的解释是，收入高的家庭对农村老年人日常健康保养与维护的支付水平高，降低了轻微疾病需门诊治疗的概率。最后，个人特征方面。性别、受教育年限与健康等级分别通过了显著性检验。在相同的情况下，女性比男性就诊的概率高，女性由于生理原因寻求门诊医疗服务的可能性比男性高；受教育程度越高的农村老年人选择门诊治疗的概率越高；健康等级Ⅱ、Ⅲ分别通过 1%的显著性检验，在其他条件相同的情况下，通过计算优势比①可得，健康等级为Ⅱ、Ⅲ的农村老年人门诊就诊概率大约分别是健康等级为Ⅰ的 0.32 倍和 0.04 倍。

在分样本模型中，第一，新农合补偿机制只有村卫生所补偿比例对三个健康等级的农村老年人群体呈现出显著的正向作用；乡镇卫生院补偿比例只显著正向影响健康等级为Ⅰ的农村老年人门诊决策行为；门诊补偿封顶线对健康等级为Ⅰ和Ⅱ的农村老年人门诊服务选择影响显著，对健康等级为Ⅲ的农村老年人影响不显著。这可能是因为，一是农村老年人购买医疗保险相当于支付了沉没成本，参保农村老年人在就诊时会得到一定比例的经济补偿，而在门诊分级医院补偿比例中，村卫生所补偿比例最高，同时一般情况下到村卫生所就诊最为便捷。因此村卫生所补偿越高，农村老年人就诊概率都越高，无论健康与否。二是健康等级越低的农村老年人意味着疾病程度越严重，越倾向选择高等级医院就诊，因此乡镇卫生院补偿比例越高，健康等级为Ⅰ的农村老年人就诊概率越高。三是相对于健康等级为Ⅲ的农村老年人，其他两类健康群体农村老年人身体状况更差，年度内将发生的门诊医疗支出累计总额可能更多。因此，门诊年度支付限额越高，对健康不佳的农村老年人更有吸引力，相应就诊概率也更高。第二，在健康等级为Ⅱ和Ⅲ的农村老年人群体中，交通距离对其门诊选择行为产生显著负作用。这可能是由不同组群间农村老年人的健康差异所造成，因为较之其他健康等级群体，健康状况差的人群对医疗需求的迫切程度也较高，当其必须就诊时，就医机构的远近不是其考虑是否就医的主要因素。第三，性别和教育年限只对健康等级为Ⅰ的农村老年人门诊选择呈现显著作用，家庭收入和子女健康个数只对健康等级为Ⅲ的农村老年人门诊决策产生显著影响。

二、住院选择概率影响因素分析②

与门诊选择概率模型类似，以被调查农村老年人是“过去一年是否接

① 优势比反映了对应于未就诊的情况，某一变量引起居民就诊的概率是其对照组引起居民就诊概率的倍数，其计算方法为 e 的系数次幂。

② 林晨蕾，郑庆昌. 新型农村合作医疗补偿机制对农村老人住院服务利用的影响——基于健康差异的视角［J］. 中国农业大学学报，2020（6）：112-128.

受住院治疗”作为因变量，建立影响不同健康等级农村老年人的住院概率模型，结果如表 5-8 所示。

表 5-8 农村老年人住院概率的回归结果

变量	总样本	健康等级（Ⅰ）	健康等级（Ⅱ）	健康等级（Ⅲ）
年龄	0.035*** (0.011)	0.014 (0.018)	0.063*** (0.018)	-0.016 (0.038)
性别	0.299* (0.166)	0.299 (0.273)	0.459* (0.263)	-1.176 (0.737)
受教育年限	0.026 (0.068)	-0.035 (0.111)	0.079 (0.098)	-0.129 (0.494)
婚姻状况	0.229 (0.212)	0.333 (0.348)	0.111 (0.334)	0.247 (1.127)
健康等级（Ⅱ）	-1.109*** (0.176)	—	—	—
健康等级（Ⅲ）	-2.039*** (0.262)	—	—	—
家庭年收入	0.036*** (0.008)	0.012*** (0.002)	0.045*** (0.015)	0.205*** (0.067)
子女健在个数	-0.001 (0.060)	0.073 (0.099)	-0.165 (0.102)	0.703*** (0.231)
交通距离	-0.033*** (0.009)	-0.022 (0.018)	-0.035* (0.021)	-0.319** (0.124)
乡级医院补偿比例	0.413*** (0.050)	0.284** (0.145)	0.532*** (0.079)	2.171** (1.310)
县级医院补偿比例	0.585** (0.040)	0.884*** (0.065)	0.202** (0.078)	0.377 (0.261)
县外医院补偿比例	0.132 (0.147)	0.414* (0.249)	-0.067 (0.070)	-0.032 (0.216)

续表

变量	总样本	健康等级（Ⅰ）	健康等级（Ⅱ）	健康等级（Ⅲ）
住院补偿封顶线	0.881*** (0.121)	1.014*** (0.190)	0.495** (0.225)	1.924 (2.174)
常数项	-87.490*** (6.214)	-108.381*** (11.516)	-63.689*** (8.527)	-78.220*** (22.885)
Pseudo R^2	0.4584	0.5362	0.3258	0.4524
观测样本	1682	597	687	398

注：*、**、***分别表示在10%、5%、1%统计水平上显著，括号内为稳健性标准误。

整体回归结果显示，一是住院分级报销比例对农村老年人住院选择的影响并不一致，而住院补偿封顶线对农村老年人的住院选择决策在1%的统计水平上显著。这说明新农合报销对乡级医院及县级医院倾斜可以有效影响参保农村老年人的住院选择行为。二是交通距离对农村老年人是否选择住院治疗的影响为负，并在1%统计水平上具有显著性。这与门诊选择行为类似。三是个人与家庭特征中年龄、性别、健康等级和家庭年收入显著影响农村老年人住院选择行为。年龄越大，农村老年人发病率越高，农村老年人选择住院治疗的概率更大。性别与农村老年人是否选择住院治疗显著为正，这说明从性别角度看，男性使用住院服务利用的概率更高。家庭年收入与住院治疗概率显著正相关，收入越高，农村老年人患病时选择住院治疗的概率也越大，说明控制其他因素的影响后，高收入阶层在患病后有更高的概率享有医疗资源，这与门诊选择行为有所不同。和门诊治疗概率类似，健康较差的农村老年人在患病时住院治疗概率更高，说明医保制度在一定程度上保障了医疗资源分配给有需要的高风险人群，保障了不同风险人群间医疗资源的合理分配。

为了更进一步分析农村老年人住院选择概率的健康差异，分样本回归结果显示：首先，新农合给付结构对不同健康等级农村老年人的住院选择行为的影响并不一致。其中，乡级医院补偿比例对三个健康等级农村老年群体的住院选择行为都具有显著正向作用，县级卫生院补偿比例和住院补偿封顶线只对健康等级为Ⅰ和Ⅱ的农村老年群体的住院选择行为产生显著正向作用，县外医院补偿比例只显著正向影响健康等级为Ⅰ的农村老年人的住院选择决策。可能的原因是因为医保基金的支付更偏向基层医疗机构，即随着医疗机构级别的提高，基金支付比例明显递减。与此同时，年度住院补偿封顶线是对乡、县、县外三级医院住院治疗年度报销总额的一个约束条件，综合两方面的因素及自身健康状况考虑，农村老年人从新农合制度中所获取的预期收益越多，选择住院治疗的概率就会越高。其次，交通距离只对健康等级为Ⅱ和Ⅲ的农村老年群体的住院选择行为产生显著负向作用。这与农村老年人门诊选择行为一致。最后，年龄和性别显著正向影响健康等级为Ⅱ的农村老年人的住院选择行为。而家庭收入则对所有类别健康等级的农村老年人的住院决策行为的影响都在1%统计水平上显著为正。

三、门诊支出影响因素分析

门诊支出的观察值是“调查前四周去过医疗机构使用过门诊服务”的农村老年人样本，根据前文对医疗支出最佳转换形式的分析，门诊支出模型的函数形式为对数线性回归方程，总体回归结果如表5-9所示。

表5-9　农村老年人门诊医疗支出的总体回归结果

变量	门诊医疗总支出对数	门诊自付医疗支出对数
年龄	-0.007 (0.007)	-0.027*** (0.010)
性别	-0.084 (0.109)	-0.113 (0.143)
受教育年限	0.017 (0.052)	0.075 (0.071)
婚姻状况	-0.032 (0.126)	0.012 (0.156)
健康等级（Ⅱ）	-0.363*** (0.107)	-0.303** (0.137)
健康等级（Ⅲ）	-0.241* (0.144)	-0.206* (0.125)

续表

变量	门诊医疗总支出对数	门诊自付医疗支出对数
家庭年收入	0.024 (0.050)	0.032 (0.069)
子女健在个数	0.046 (0.036)	0.084* (0.047)
门诊次数	0.086*** (0.014)	0.082*** (0.017)
高科技医疗检查	1.178*** (0.141)	1.426*** (0.172)
就诊交通距离	0.002 (0.003)	0.005 (0.004)
就诊单位	−0.507*** (0.049)	−0.424*** (0.065)
村卫生所补偿比例	0.009 (0.046)	0.066 (0.065)
乡镇卫生院补偿比例	0.029 (0.043)	0.147** (0.056)
门诊补偿封顶线	0.055** (0.028)	−0.057** (0.029)
常数项	5.533* (3.160)	−1.685 (4.281)
调整后的 R^2	0.3851	0.2678
观测样本	605	605

注：*、**、***分别表示在10%、5%、1%统计水平上显著，括号内为稳健性标准误。

总体而言，健康状况较差的农村老年人的医疗费用总支出与自付支出显著多于健康状况较好的人群，从侧面说明医保制度保障了高风险人群较多的占有医疗资源，制度可以促进医疗资源在不同疾病风险人群间的合理分配。门诊次数在门诊医疗总支出与自付支出模型中的1%统计水平上通过显著性检验，这说明门诊医疗服务数量的增多推动医疗支出的上涨。另外，年龄与子女健在个数也显著影响农村老年人自付门诊医疗支出。门诊支出与年龄呈显著的负相关，子女健在数越多，农村老年人自付门诊支出越高。

我们更为关注的是新农合补偿机制、就诊单位与高科技医疗技术的系数显示：一方面，乡镇卫生院报销比例对农村老年人自付门诊医疗费用的影响在5%的统计水平显著为正，产生这一现象的原因可能来自病患和医生双方的道德风险：乡级医院报销比例越高，农村老年人预期的自付医疗费用越低，缓解了农户健康需求的流动性约束，农村老年人对医疗服务价格变动的敏感性就会越低。同时，较之村级卫生所，乡镇卫生院的级别更高，门诊服务水平及医疗价格也更高，从而导致了参合农村老年人门诊自付费用上涨。门诊补偿封顶线与农村老年人门诊医疗总支出显著正相关，而与农村老年人门诊自付支出显著负相关。门诊补偿封顶线提高有可能会导致部分病患更为频繁使用门诊服务，导致总支出增加，但也有可能使那些门诊总支出不多的患者减轻其医疗费用负担。这也许是由农村老年人的健康差异所造成，需要进一步印证。另一方面，就诊单位无论是门诊医疗总支出还是自付支出模型中，均在1%水平上通过显著性检验。这说明医院级别越高，医疗支出越多。等级越高的医院意味医疗服务技术更完善、医疗设备更先进、医疗环境更优越，医疗服务项目的价格也更高，从而导致医疗支出更多、费用负担更重。最后，高科技医疗检查无论是门诊医疗总支出还是自付支出模型，均在1%水平上通过显著性检验，这说明门诊医疗服务数量的增多将推动医疗支出的上涨，医疗高新科技开创了新的医疗模式，使之实现诊断及时、治疗精确的医学境界，给患者带来了福音。但医院提供先进设备所增加的成本将转接到患者身上。

门诊医疗支出的分群体回归结果如表5-10所示：一方面，就诊机构、门诊次数及高科技检查对所有健康等级的农村老年人的门诊医疗总支出和自付支出的影响均通过显著性检验。这说明，这三个因素对农村老年人门诊医疗支出的影响不存在健康差异。另一方面，村卫生所补偿比例只对健康等级为Ⅲ的农村老年人门诊医疗总支出产生显著影响，可能因为身体健康的农村老年人预期门诊总医疗支出不高，对于其他健康群体农村老年人而言，这类健康等级农村老年人对医疗服务价格变动的敏感性更低，其医疗需求随村级卫生所补偿水平的升高而增大，导致了门诊总费用和自付费用上涨。乡镇卫生院补偿比例只显著影响健康等级为Ⅰ的农村老年人医疗支出，健康等级低的农村老年人偏向选择高级别医院寻求门诊治疗，心理上更依赖医生，由于信息不对称，医生容易利用其特有专业知识诱导这类农村老年人过度医疗消费，即供给诱导需求现象，这不仅带来了门诊支出的上涨，也给这类农村老年人增添了经济负担。门诊补偿封顶显著正向影响健康等级为Ⅰ的农村老年人的门诊总支出，同时显著负向影响健康等级为Ⅱ和Ⅲ的农村老年人的门诊自付费用支出。门诊补偿封顶线越高有可能会刺激健康差的农村老年人更频繁利用门诊服务，导致总费用上涨，而对于健康优良的农村老年人而言，门诊总支出偏低，门诊补偿封顶线越高使其自付费用降低。这也是门诊补偿封顶在门诊总支出和自付支出总体模型的作用方向不一致的原因。

表 5-10　农村老年人门诊医疗支出的分群体回归结果

变量	门诊医疗总支出对数			门诊自付医疗支出对数		
	健康等级（Ⅰ）	健康等级（Ⅱ）	健康等级（Ⅲ）	健康等级（Ⅰ）	健康等级（Ⅱ）	健康等级（Ⅲ）
年龄	-0.013 (0.007)	-0.012 (0.011)	-0.001 (0.014)	-0.034** (0.017)	-0.022* (0.013)	-0.036* (0.199)
性别	-0.124 (0.166)	0.103 (0.190)	-0.393 (0.275)	-0.087 (0.252)	0.109 (0.213)	-0.694 (0.471)
受教育年限	0.017 (0.094)	0.082 (0.083)	-0.047 (0.096)	0.088 (0.111)	0.112 (0.108)	0.033 (0.153)
婚姻状况	0.308 (0.226)	-0.227 (0.213)	-0.146 (0.245)	0.340 (0.284)	-0.221 (0.248)	-0.056 (0.362)
家庭年收入	0.045 (0.081)	0.122 (0.082)	0.034 (0.107)	0.054 (0.110)	0.057 (0.100)	0.031 (0.185)
子女健在个数	0.124* (0.068)	0.020 (0.067)	0.020 (0.059)	0.194** (0.078)	0.070 (0.083)	0.003 (0.085)
门诊次数	0.103*** (0.035)	0.085*** (0.028)	0.074*** (0.025)	0.087** (0.041)	0.082*** (0.026)	0.073*** (0.019)

续表

变量	门诊医疗总支出对数			门诊自付医疗支出对数		
	健康等级（Ⅰ）	健康等级（Ⅱ）	健康等级（Ⅲ）	健康等级（Ⅰ）	健康等级（Ⅱ）	健康等级（Ⅲ）
高科技医疗检查	1.008*** (0.212)	1.084*** (0.251)	1.546*** (0.302)	1.418*** (0.242)	1.243*** (0.239)	1.419*** (0.514)
就诊交通距离	0.009 (0.006)	0.004 (0.004)	-0.002 (0.007)	0.013 (0.009)	0.008 (0.006)	-0.006 (0.014)
就诊单位	-0.479*** (0.077)	-0.595*** (0.094)	-0.549*** (0.119)	-0.383*** (0.090)	-0.572*** (0.095)	-0.431* (0.221)
村卫生所补偿比例	-0.074 (0.076)	0.001 (0.069)	0.176* (0.091)	-0.037 (0.103)	0.016 (0.072)	0.393** (0.196)
乡镇卫生院补偿比例	0.031* (0.018)	0.098 (0.072)	0.024 (0.094)	0.040** (0.020)	0.150 (0.096)	0.357 (0.256)
门诊补偿封顶线	0.130** (0.066)	0.003 (0.066)	0.001 (0.087)	-0.103 (0.096)	-0.076* (0.046)	-0.057* (0.034)
常数项	10.773** (5.110)	3.258 (4.903)	-2.484 (6.542)	7.552 (6.547)	0.728 (5.335)	-25.792** (10.676)
调整后的 R^2	0.3727	0.3900	0.4694	0.2793	0.3222	0.2927
观测样本	248	234	123	248	234	123

注：*、**、***分别表示在10%、5%、1%统计水平上显著，括号内为稳健性标准误。

最后，个人特征中年龄显著负向影响三个等级的农村老年人的门诊自付医疗支出，子女健在个数对健康等级为Ⅰ的农村老年人的门诊总费用和自付费用的影响显著为正。

四、住院支出影响因素分析[①]

住院支出的观察值是“过去一年去过医疗机构使用过住院服务”的农

① 林晨蕾，郑庆昌．新型农村合作医疗补偿机制对农村老人住院服务利用的影响——基于健康差异的视角［J］．中国农业大学学报，2020（6）：112-128.

村老年人样本，与门诊支出模型类似，住院支出模型的函数形式也为对数线性回归方程，回归结果如表 5-11 所示。

表 5-11　农村老年人住院医疗支出的总体回归结果

变量	住院医疗总支出对数	住院自付医疗支出对数
年龄	0.002 (0.005)	0.004 (0.006)
性别	0.086 (0.104)	0.069 (0.101)
受教育年限	0.017 (0.013)	0.012 (0.009)
婚姻状况	0.127 (0.121)	0.456 (0.215)
健康等级（Ⅱ）	-0.145* (0.009)	-0.041* (0.024)
健康等级（Ⅲ）	-0.742*** (0.229)	-1.219** (0.478)
家庭年收入	0.159*** (0.037)	0.207*** (0.056)
子女健在个数	0.010 (0.029)	0.086* (0.051)
住院天数	0.006*** (0.002)	0.005*** (0.002)
高科技医疗检查	0.219** (0.107)	0.182*** (0.070)
就诊交通距离	0.001*** (0.001)	0.002** (0.001)

续表

变量	住院医疗总支出对数	住院自付医疗支出对数
就诊单位	−0.675*** (0.080)	−0.858*** (0.146)
乡级医院补偿比例	0.072*** (0.014)	0.060** (0.023)
县级医院补偿比例	0.039 (0.042)	0.064 (0.067)
县外医院补偿比例	−0.034 (0.033)	−0.027 (0.057)
住院补偿封顶线	0.025* (0.014)	−0.103* (0.062)
常数项	5.342* (2.962)	6.337 (5.020)
调整后的 R^2	0.5068	0.3210
观测样本	381	381

注：*、**、*** 分别表示在 10%、5%、1%统计水平上显著，括号内为稳健性标准误。

在总体回归模型中，与门诊支出一致的是，农村老年人的健康等级越高，住院支出和自付支出就越低。住院天数对农村老年人住院医疗费用和自付医疗费用的影响在 1%的统计水平上显著为正。病患住院时间的长短在很大程度上取决于病患本身健康与疾病的严重程度，健康不佳的农村老年人住院的天数越长，其住院支出和自付支出越多，这与前面的观点可以相互印证。与门诊支出模型不同的是，家庭收入与住院医疗总支出与自付支出显著正相关，说明在同等健康程度和医疗需要下，可能存在高收入家庭比低收入家庭享有数量更多、质量更好的住院医疗资源的现象。就诊交通距离与住院总费用与自付费用显著正相关，距离就诊医疗机构越远，住院费用支出就越多。

关于新农合补偿机制与就诊单位方面。首先，乡级医院补偿比例与住院总支出、自付支出显著为正。乡级医院是农村老年患者可以选择的最低级别住院医疗机构，所以这一发现并不一定就意味着可能存在住院医疗服务的过度利用，而更可能是原有医疗消费不足和被抑制的一种释放。其次，住院补偿封顶线在10%统计水平上显著影响农村老年人住院费用总支出及自付支出，但方向相反。这与门诊支出模型相同。再次，高科技医疗检查显著正向影响病患的住院总支出与自付支出。高科技的检验仪器是现代医疗的巨大进步，很多疾病通过检验结果得以确诊，不少关键结果是诊断的“金标准”。对于住院病患来说，术前的病情精确诊断与术后的恢复效果判断都依赖于精密的高科技医疗设备，同时，由于当前医生过多地依赖各种检查设备，过度检验普遍存在，导致了现代科技医疗技术检查推动医疗费用的上涨。最后，就诊单位对病患住院总支出及自付支出的影响在1%的统计水平上显著为负，即农村老年人住院费用随就诊医疗机构级别升高而增多。目前我国新农合对于住院患者不仅执行“就近就医”原则，即病患选择在较低级别的医疗机构治疗则可以获得较高的补偿；还需遵循“逐级转诊①”的原则，住院病患应首选基层医疗机构治疗，如果农村老年人不符合“逐渐转诊”制到省（市）级医院就医，新农合报销的比例减少，相应自付医疗费增加。

从不同健康群体农村老年人的住院医疗费用支出的回归结果来看（见表5-12）。家庭年收入的增加显著促进所有健康等级农村老年人住院医疗总支出，但是在农村老年人自付支出方面，家庭年收入只对健康等级为Ⅰ和Ⅱ的农村老年人自付医疗支出产生显著正向影响，这说明较之低收入家庭，高收入家庭享有量多质优的住院医疗资源的现象在健康状况较差的农村老年群体中更为突出。子女健在个数只在健康等级为Ⅲ的农村老年群体中对农村老年人医疗自付支出具有显著的增加作用。住院天数显著影响健康等级为Ⅱ和Ⅲ的农村老年群体的住院医疗支出和自付医疗支出。这说明对于健康等级为Ⅰ的农村老年人而言，在其他条件不变的情况下，住院天数的长短不是造成其住院费用增多的主要因素。就诊的交通距离越远与三类健康等级农村老年人的住院总支出显著正相关，但在自付支出中，只显著正向影响健康等级为Ⅰ和Ⅱ的农村老年人的自付支出。

① 病患人员应按照乡镇级→区（县）级→市级→省级医疗机构逐级上转（危重症患者除外）。符合这样原则，发生医疗费用后，新农合报销比例高，否则，报销比例低。

表 5-12　农村老年人住院医疗支出的分群体回归结果

变量	住院医疗总支出对数			住院自付医疗支出对数		
	健康等级（Ⅰ）	健康等级（Ⅱ）	健康等级（Ⅲ）	健康等级（Ⅰ）	健康等级（Ⅱ）	健康等级（Ⅲ）
年龄	-0.006 (0.009)	0.008 (0.010)	-0.003 (0.010)	-0.015 (0.013)	0.008 (0.025)	-0.006 (0.020)
性别	0.376 (0.215)	-0.168 (0.201)	-0.151 (0.223)	0.053 (0.282)	-0.159 (0.400)	0.153 (0.353)
受教育年限	0.011 (0.030)	0.045 (0.030)	0.022 (0.023)	0.016 (0.047)	0.004 (0.054)	0.026 (0.035)
婚姻状况	0.106 (0.216)	0.202 (0.258)	0.040 (0.253)	0.651 (0.400)	0.415 (0.476)	0.543 (0.380)
家庭年收入	0.219*** (0.075)	0.158** (0.064)	0.087** (0.039)	0.252*** (0.088)	0.176* (0.102)	0.167 (0.105)
子女健在个数	0.016 (0.044)	0.012 (0.079)	-0.002 (0.060)	0.117 (0.078)	0.017 (0.086)	0.144* (0.080)
住院天数	0.002 (0.035)	0.020* (0.011)	0.005*** (0.002)	0.007 (0.015)	0.020* (0.012)	0.005* (0.003)
高科技医疗检查	0.406** (0.191)	0.059 (0.230)	0.341* (0.205)	0.105** (0.053)	0.046 (0.127)	0.156** (0.074)
就诊交通距离	0.002*** (0.001)	0.001* (0.001)	0.003** (0.001)	0.002** (0.001)	0.002* (0.001)	0.005 (0.002)
就诊单位	-0.638*** (0.125)	-0.834*** (0.169)	-0.627*** (0.137)	-0.941*** (0.222)	-0.994*** (0.352)	-0.804*** (0.269)
乡级医院补偿比例	0.056*** (0.019)	0.084*** (0.023)	0.094*** (0.027)	0.076** (0.029)	0.044* (0.026)	0.125*** (0.042)
县级医院补偿比例	0.021 (0.027)	0.001 (0.066)	0.014 (0.053)	0.013 (0.010)	0.011 (0.056)	0.016 (0.042)

续表

变量	住院医疗总支出对数			住院自付医疗支出对数		
	健康等级（Ⅰ）	健康等级（Ⅱ）	健康等级（Ⅲ）	健康等级（Ⅰ）	健康等级（Ⅱ）	健康等级（Ⅲ）
县外医院补偿比例	−0.068 （0.053）	−0.046 （0.072）	−0.006 （0.056）	−0.069 （0.091）	−0.034 （0.050）	−0.134 （0.105）
住院补偿封顶线	0.060* （0.036）	0.011 （0.108）	0.091 （0.105）	−0.058 （0.142）	0.353 （0.231）	−0.107** （0.054）
常数项	11.875* （7.135）	1.822 （5.741）	4.265 （4.837）	3.545 （10.000）	7.604 （11.827）	2.791 （7.407）
调整后的 R^2	0.4977	0.4712	0.6172	0.3700	0.2903	0.3767
观测样本	154	128	99	154	128	99

注：*、**、***分别表示在10%、5%、1%统计水平上显著，括号内为稳健性标准误。

针对不同健康等级的农村老年人医疗费用支出的差异，新农合补偿机制、就诊单位和高科技医疗检查作用又如何？实证研究结果表明，就诊单位与乡级医院补偿比例无论是在住院总支出模型还是在自付支出模型上，其对所有健康等级农村老年人自付住院支出的影响显著为正，这说明就诊单位对农村老年人住院医疗支付和自付支出的影响不存在健康差异。住院补偿封顶健康等级为Ⅰ的农村老年人的住院总支出显著正相关，由于健康状况差的农村老年群体对医疗服务需求更多、要求更高，住院封顶线的提高可能促进其消费更多数量、更优质量的医疗服务项目，从而导致费用的上涨。但在自付医疗支出中，住院补偿封顶线只对健康等级为Ⅲ的农村老年人的住院自付支出显著为负。这与农村老年人门诊自付支出的作用相似。高科技医疗检查只在健康等级为Ⅰ和Ⅲ的农村老年群体中对住院医疗支出和自付医疗支出产生显著正向作用。这说明高科技医疗检查在农村老年人医疗费用支出中所起的作用呈两极分化，要么影响健康的农村老年人，要么影响不健康农村老年人，可能的解释为健康的农村老年人为了持续保持健康的状态，更愿意借助高新技术检查达到最佳的治疗效果，不健康的农村老年人也许患有疾病程度较重，医生在治疗过程中需依赖高科技技术检查才能实现理想效果。

第四节　本章小结

政府在医疗卫生领域有责任满足人们的基本医疗需要，当个体遭受受伤、残疾、疾病等巨大的不幸而降低正常功能时，社会应该校正这种不利的结果，恢复个体使用他们潜能的平等机会（丹尼尔斯，2001）。因而，通过价格补贴机制尽量消除不同人群间医疗服务利用的不平等，是医疗保障干预消费的主要目的。本章主要用两部模型考察农村老年人门诊和住院医疗服务利用情况的影响因素及其不同健康等级群体的差异。

实证分析表明，在治疗决策阶段，控制年龄、性别、健康等级等变量的影响后，新农合制度中分级报销比例与补偿封顶线的提高有助于提高农村老年人的门诊及住院就诊概率。新农合基本保障了医疗资源分配给有需要的农村老年人群，改善了农村老年人患病群体的就医水平。但是门诊治疗和住院治疗选择还是有一定区别：门诊分级报销比例对农村老年人门诊治疗决策的影响较为一致，但住院分级报销比例的影响则不同。其中，乡级医院与县级医院补偿比例的提高能显著促进农村老年人住院治疗的概率，而县外医院补偿提高的比例并不显著。此外，从健康差异的角度来看，无论是门诊还是住院选择，级别最低的医疗机构的报销补偿对农村老年人就医选择的影响不存在健康差异，但是高级别医院的报销补偿与补偿封顶线对健康较差的农村老年人的影响更大。这说明，一方面，当前的新农保补偿标准促进理性参保农村老年人根据自身健康需求进行就医决策，提高农村老年人医疗服务利用率。另一方面，新农合分级报销中中高级别医院报销补偿对健康不佳的农村老年人更有吸引力，从侧面说明我国城乡医疗资源分配不均衡。

在医疗支出方面，总体而言，新农合补偿机制中乡级医院报销比例与补偿封顶线的提高对农村老年人门诊和住院支出有显著影响，其中封顶线补偿对门诊和住院支出的作用一致，乡镇卫生院报销比例的提高在住院中影响农村老年人总支出和自付支出的增加，但在门诊中只影响自付费用的上涨。这说明，级别稍高的医疗机构补偿倾斜对农村老年人门诊支出的影响更大；但住院支出则相反，级别低的医疗机构补偿倾斜对农村老年人住院支出的作用更大。另外，从群体差异分析发现，低级别门诊医疗机构报销比例的提高对身体健康的农村老年人作用更大；而稍高级别门诊医疗机构报销比例的提高则对健康状况差的农村老年人影响显著，这有可能是由医方供给诱导需求造成。但是低级别住院医疗机构报销倾斜对所有健康等级农村老年人的医疗支出都有显著影响，这则可能是有效医疗消费不足或之前被抑制的原因。研究结果还表明：高科技检查显著影响所有健康等级农村老年人的门诊医疗支出；但在住院样本中，只对健康等级为Ⅱ的农村老年人影响不显著。总体而言，高科技检查对增加农村老年人医疗支出的效果明显，而且65.71%的门诊农村老年人患者与80.35%的住院农村老年人患者都是在县级及以上医院接受的高科技医疗检查。就诊机构的级别越高，无论健康与否，无论门诊还是住院，农村老年人的医疗支出就会越多。这些都间接证明了当前的城乡医疗资源配置会影响农村老年人的医疗服务利用。

第六章　农村老年人就诊机构选择的影响因素分析

通过第五章的分析发现，就诊机构对三个健康等级的农村老年人医疗费用支出的影响都非常显著。患者选择就医单位的行为影响着“引导一般诊疗下沉到基层，逐步实现分级医疗和双向转诊”政策目标的实现。因此，为进一步挖掘不同健康状况农村老年人医疗服务利用的内在机制，本章对医疗服务利用的另一项内容——患者就诊单位选择行为的特征和规律进行分析，准确把握患者选择就医单位的行为及其影响因素，有利于医院采取各种有效措施满足患者需求和提高患者满意度，有利于各级医疗服务相关部门制定科学合理的区域卫生规划及规章制度。

第一节　分析框架

人们患病决定就诊时面临的一个重要选择是到什么类型的医疗机构就诊。关于医疗机构选择行为的影响因素研究，是以 Anderson 医疗服务利用理论为基础，再结合学界的实证研究，将影响患者选择医疗机构的因素归纳为以下四类：

一是家庭人口学特征因素，它包括年龄、性别、受教育程度、婚姻状况、疾病严重程度等，是影响个体寻医行为的显著因素（Akin et al., 1995；Borah，2006；高梦滔、姚洋，2004）。尤其是对于老年人而言，疾病严重程度及类型会影响医疗机构的选择。例如 Cameron 等（1998）、Akin 等（1986）、Qian 等（2009）分别采用了慢性病患病情况或疾病严重程度来衡量个体的医疗需要。二是医疗服务的可及性，包括就医的交通时间、交通距离，这也是影响医疗机构选择的重要因素（Acton，1975；

Gertler et al.，1990）。如 Buczko 等（1992）研究发现，年老的病人不可能选择远距离的医疗机构。三是制度因素，包括是否参加医疗保险、医疗保险的补偿机制等。当个人的资源约束条件改善后，人们的行为可能随之改变，包括居民的就医行为和医生的行医行为，换言之，居民就医机构的选择对医疗保险政策敏感（Yip et al.，1998；刘国恩，2010）。而且医疗费用的报销计划和平均日消费费用显著影响中国居民对医疗机构的选择。四是医疗环境，包括医疗机构规模、医疗设备、技术水平、医疗质量、医疗机构的地理位置等。Adam 等（1991）发现，医院规模对患者选择医院有积极影响。许多研究通过在实证模型中加入了医疗质量的变量，发现在其他条件不变的情况下，患者倾向于选择医疗质量较高的机构就医（Mwabu et al.，1993；Akin et al.，1998；王俊等，2007）。

帕森斯的社会行动理论强调，个体行动不仅受行动者主观意愿和行动能力的影响，还要受到一定的社会结构（如社会制度、道德规范、价值准则）的制约。因此，患者选择任何医疗机构就诊时一方面是对自身的健康状况和机会成本进行权衡的结果；另一方面与医疗保障制度和医疗服务体系有一定的内在关联。在农村，当农村老年人出现疾病症状而寻求医疗机构就诊时，首先，这种选择行为要受到自身因素（如自身健康状况）和家庭因素（如经济状况、家庭结构）的制约；其次，这种选择行为要受到农村医疗卫生体制的影响，尤其是当前新型农村合作医疗高覆盖的情况下，出于理性人的假设，农村老年人对就诊机构的选择很大程度上会考虑到新农合的补偿机制。因此，农村老年人对就诊机构的选择，是综合考虑自身因素和社会经济因素而做出的行为选择。此外，患者面临就诊机构选择决策时，往往结合自身疾病严重程度对即将发生行为的预期价值做出判断，再结合自身的经历、体验以及对现有条件的认知，做出相应决策。在此过程中，患者的个人特征、家庭特征以及外部环境特征等都会对其最终的决策结果产生很大的影响，而且由于认知偏差，患者在就医决策方面往往表现出“有限理性”，并倾向于选择满意方案而非最优方案。由于健康程度是影响医疗利用的显著因素，无论是城市还是农村，疾病越严重，医疗需求的迫切程度就越高。因此，关于农村老年人就诊机构决策的问题，不同健康状况的农村老年人或许会有不同的选择。那么，医疗保险分级补偿是否可以有效影响农村老年患者理性就医，其关键在于，与医疗服务质量的差别相比较，价格的差异有多重要？

但我们需要注意两个问题：一是现有文献在讨论农村老年人医疗机构选择时，并没有将门诊就医和住院就医区别开来。从理论上讲，门诊就医和住院就医属于两个不同层次的就医行为，对患者的疾病严重程度和家庭经济条件有不同的要求；此外，新农合保大病原则，其针对门诊和住院医疗费用的补偿范围与比例也不尽相同。如果将门诊和住院医疗机构选择一并探讨，显然忽视了门诊患者和住院患者就医行为的特点差异。二是由于疾病严重程度、家庭收入情况、距离医疗机构的远近、对医疗设备的要求等客观原因，不同健康等级的农村老年人对门诊和住院医疗机构的要求并不一致。同时，为合理配置医疗资源，新农合一直鼓励的是“就近就医”，对不同级别医疗机构的补偿比例也是区别对待，那么不同健康状况的农村老年人患病后选择不同等级的医疗机构就诊是否符合新农合政策的“初衷”？这里有必要区分两种情况：一种是健康状况良好的农村老年人，本来可以在较低的基层医疗机构就可以满足其治疗的需求，但实际上到了更高一级的医疗机构就医，这属于医疗资源的浪费。另一种是健康状况较差的农村老年人希望能到更高一级的医疗机构就诊，但由于各种客观原因导致他们到低级别医院治疗，这反映了医疗服务得不到充分利用。本书的目标是寻找影响不同健康等级农村老年人医疗服务利用的因素，这也是公共政策所关心的问题。另外，研究就诊单位的选择反映了农村老年人患病后的流向，也反映了农村老年人利用医疗服务的意向和行为，具体的分析框架如图 6-1 所示。

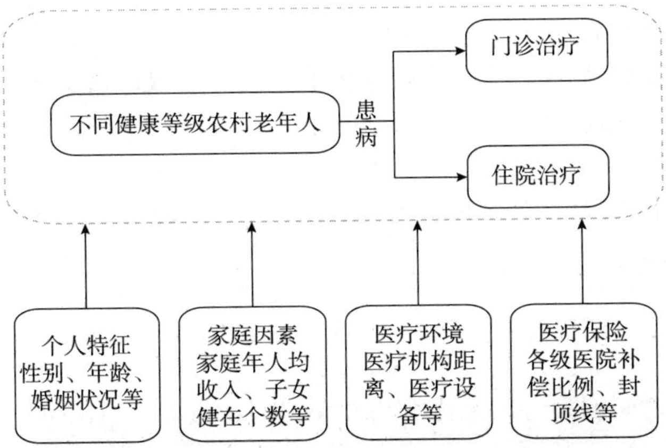

图 6-1　不同健康等级农村老年人医疗机构选择影响因素的分析框架

第二节　计量模型设定与变量说明

一、计量模型设定

在实际问题中，响应变量不一定就是发生和不发生两种情况，响应变量可能有多种取值，于是多项 Logistic（Multinomial Logistic）回归模型应运而生。本书因变量医疗机构选择的数据特征是一个无序多值的响应变量，在现有的文献中，饶克勤（1999）、王翌秋（2009）等利用多项 Logistic 回归模型分析居民就诊行为的影响因素，其结果证明了多项 Logistic 回归模型对患者选择就诊单位的研究有一定的适用性。本书采用多项 Logistic 模型分析农村居民门诊就医与住院就医的医疗机构选择行为。其模型原理如式（6-1）所示：

$$\text{Logit}(P)=\ln\left(\frac{P(Y=j)}{P(Y=i)}\right)=\alpha_j+\beta_{j1}X_1+\beta_{j2}X_2+\cdots+\beta_{jp}X_p+\varepsilon_j;\ j\neq i \tag{6-1}$$

其中，Y 为结果变量，在门诊机构选择模型中分别代表村卫生所、乡镇卫生院和县级及县外医院，j=1 代表村卫生所，j=2 代表乡镇卫生院，j=3 代表县级及县外医院，并指定 i=村卫生所，即村卫生所为参照组。在住院机构选择模型中 Y 分别代表乡镇卫生院、县级医院和县外医院，j=1 代表村乡镇卫生院，j=2 代表县级医院，j=3 代表县外医院，并指定 i=乡镇卫生院，即乡镇卫生院为参照组。

那么具有 X_i 特质的个体选择 j 时的概率，即农村老年人就诊单位选择概率为式（6-2）：

$$P(Y_i=j\mid X)=\frac{e^{x_i'\beta_j}}{\sum_{j=1}^{n}e^{x_i'\beta_j}},\ j=1,\ \cdots,\ n \tag{6-2}$$

选择项之间的相对风险比（Ratio of Relative Risk，RRR）可以表示为式（6-3）：

$$\frac{P(Y=j)}{P(Y=i)}=e^{\alpha_j+\sum_{p=1}^{p}\beta_{jp}X_p} \tag{6-3}$$

相对风险比的含义为，在控制其他条件不变的情况下，对应于某分类解释变量，选择项与基准组相比发生的相对概率。

二、变量说明与描述性统计

（1）因变量。就诊医疗机构这个变量为多项 Logistic 回归模型中的因变量，为更好地挖掘农村老年人门诊患者和住院患者的行为差异，把就诊医疗机构划分为门诊医疗机构和住院机构。考虑到新农合针对门诊和住院医疗费用补偿机制的不同，故将门诊医疗机构分为村卫生所、乡镇卫生院和县级及县外医院三类，住院医疗机构分为乡镇卫生院、县级医院和县外医院三类。如表 6-1 所示，在门诊就诊的总体样本中，有 43.47%的患者选择村卫生所，33.55%的患者选择乡镇卫生院，22.98%的患者选择县级及县外医院。在分样本中，虽然选择各级医疗机构的比重大体一致，但是健康等级为Ⅲ的农村老年人患者选择村卫生所、县级及县外医院的比例为 52.85%和 17.07%，而健康等级Ⅰ的为 37.50%和 29.03%。这就说明，总体而言，农村老年人患病决定门诊治疗，大部分还是优先考虑村卫生所，尤其是身体健康的农村老年人，其次是乡镇卫生院。相对而言，选择高级别医院（县级及县外医院）门诊就医的农村老年人患者中，健康状况差的农村老年人比例更多。

表 6-1　农村老年人门诊医疗机构选择情况的统计

	总样本		健康等级（Ⅰ）		健康等级（Ⅱ）		健康等级（Ⅲ）	
	频数（人）	频率（%）	频数（人）	频率（%）	频数（人）	频率（%）	频数（人）	频率（%）
村卫生所	263	43.47	93	37.50	105	44.87	65	52.85
乡镇卫生院	203	33.55	83	33.47	83	35.47	37	30.08
县级及县外医院	139	22.98	72	29.03	46	19.66	21	17.07
合计	605	100	248	100	234	100	123	100

同样，从表6-2可知，在住院医疗机构的全样本里，选择乡镇卫生院、县级及县外医院的比重分别为27.03%、53.81%、19.16%。在分样本群体中，三个健康等级的农村老年人选择县级医院住院治疗的比例都是最高的，其次是乡镇卫生院，再次是县外医院。但是健康状况差的农村老年人选择高级别医院（县外医院）的比例最低，健康等级Ⅰ的农村老年人选择县外医院的比例最高，这与患病农村老年人门诊机构的选择行为有所不同。

表6-2　农村老年人住院医疗机构选择情况的统计

	总样本		健康等级（Ⅰ）		健康等级（Ⅱ）		健康等级（Ⅲ）	
	频数（人）	频率（%）	频数（人）	频率（%）	频数（人）	频率（%）	频数（人）	频率（%）
乡镇卫生院	103	27.03	46	29.87	32	25.00	25	25.25
县级医院	205	53.81	84	54.55	74	57.81	47	47.47
县外医院	73	19.16	24	15.58	22	17.19	27	27.27
合计	381	100	154	100	128	100	99	100

（2）自变量。首先，新农合的补偿机制会“间接引导”农村老年人如何选择就诊机构。新农合为了方便管理，避免医疗资源浪费，新农合制度实行属地管理及就近就医原则，按照政策要求就医的患者，其医疗费用报销比例高；反之，报销比例低。也就是说，如果患者不符合规定——“舍近求远”，那么获得的经济补偿更少，医疗保险的价格补偿决定着实际个人医疗支出，从而左右患病农村老年人医疗机构的选择。但是通过提高医保报销比例对基层医疗实施补贴是否具有明显的效果，取决于价格因素在人们做出选择时的相对重要程度。

表6-3描述了新农合针对不同级别门诊和住院医疗机构的补偿比例及门诊、住院封顶线的异同。即门诊补偿和住院补偿均是向基层医院倾斜，医院级别越高，门诊和住院的补偿比例相应降低。村卫生所的门诊补偿比例高于乡镇卫生院，乡镇卫生院的住院补偿比例最高为83.816%，其次是县级医院，补偿比例为69.189%，最低的为县外医院，补偿比例为43.183%。此外，住院年度补偿限额为7.055万元，明显多于门诊封顶线。

表 6-3　新农合关于门诊与住院补偿的统计（就诊样本）　单位：%

	门诊补偿比例与封顶线		住院补偿比例与封顶线	
	均值	标准差	均值	标准差
村卫生所	50. 532	2. 260	—	—
乡镇卫生院	42. 094	3. 239	83. 816	2. 941
县级医院	—	—	69. 189	3. 547
县外医院	—	—	43. 183	4. 708
门诊封顶线（百元）	6. 060	1. 267	—	—
住院封顶线（万元）	—	—	7. 055	1. 822

其次，医疗环境是患者选择不同医疗机构就诊的重要影响因素之一。患者在选择就诊单位时，首先会根据经验判断并权衡各个医疗机构的特征和可及性继而做出选择。医疗环境是由医疗技术、医疗设备、地理位置等构成的综合系统，是医疗机构生存和发展的基础和保障，也是人们选择医疗机构考虑的重要因素（姚兆余，2014）。本书衡量医疗环境的指标选用患者前往最近医疗机构的距离及其对医疗设备的要求。

一方面，对农村老年人“可选择的最近门诊医疗机构距离”的调查表明（见表 6-4），所有门诊就诊农村老年人中距离最近的门诊单位平均为 5. 996 公里。健康等级Ⅰ、Ⅱ、Ⅲ的农村老年人分别为 6. 232 公里、5. 920 公里、5. 579 公里。这说明对于农村老年人而言，对其选择门诊治疗是较为便捷，这是因为，中国农村几乎每个村都设有诊所，这也与前文的结论一致。关于患病农村老年人前往“可选择的最近住院医疗机构距离”，统计表明患病农村老年人距离最近的住院单位平均数为 23. 865 公里。和门诊机构选择相比，患病农村老年人距离可选择的住院医疗机构更远，这主要是因为在我国农村，村卫生所一般只提供门诊服务，不提供住院服务，也就是说农村老年人患病后至少要选择乡镇卫生院及以上级别的医疗机构住院治疗。这也是对因变量（就诊单位选择）中门诊和住院医疗机构划分不同类别的原因之一。

表 6-4　农村老年人距离最近医疗机构距离的统计　　单位：公里

	总样本	健康等级（Ⅰ）	健康等级（Ⅱ）	健康等级（Ⅲ）
门诊均值	5.996	6.232	5.920	5.579
住院均值	23.865	24.303	23.019	24.277

另一方面，医疗机构的设备是否完善、是否先进可以作为判断医疗环境的代理变量。表 6-5 展示了农村患病老年人是否要求门诊医疗机构有先进的设备的数据分布情况。总体来看，选择门诊治疗的农村老年人中，大部分老年人对医疗机构是否有先进设备并没有要求，有要求的只有 127 人。健康等级为Ⅰ的农村老年人对设备有要求的人数最多有 59 人，占比例的 23.79%。健康等级为Ⅱ和Ⅲ的农村老年人该比例为 17.95%、21.14%。

表 6-5　农村老年人对门诊医疗机构设备要求的统计

	总样本		健康等级（Ⅰ）		健康等级（Ⅱ）		健康等级（Ⅲ）	
	频数（人）	频率（%）	频数（人）	频率（%）	频数（人）	频率（%）	频数（人）	频率（%）
有要求	127	20.99	59	23.79	42	17.95	26	21.14
无要求	478	79.01	189	76.21	192	82.05	97	78.86
总计	605	100	248	100	234	100	123	100

在住院的农村老年人中（见表 6-6），72.18%的农村老年人要求“住院医疗机构有先进设备”，其中 75.97%的健康等级为Ⅰ的农村老年人对医疗设备有要求，而健康等级为Ⅱ、Ⅲ的这一比例分别为 68.75%、70.71%。总而言之，无论门诊患者还是住院患者，健康等级最低的农村老年人对医疗设备有要求的比重比其他两个等级的农村老年人高，而且与门诊农村老年人患者相比，住院农村老年人对医疗设备有要求的比重更高。

表 6-6　农村老年人对住院医疗机构设备要求的统计

	总样本		健康等级（Ⅰ）		健康等级（Ⅱ）		健康等级（Ⅲ）	
	频数（人）	频率（%）	频数（人）	频率（%）	频数（人）	频率（%）	频数（人）	频率（%）
有要求	275	72.18	117	75.97	88	68.75	70	70.71
无要求	106	27.82	37	24.03	40	31.25	29	29.29
总计	381	100	154	100	128	100	99	100

最后，影响农村老年人就诊单位选择行为的因素还包括家庭结构与个人特征。本书认为，通常情况下家庭经济状况好的患者往往代表了其具备较高的支付能力，其选择医疗服务的层次往往较低收入水平要高（王怀明等，2011）。此外，在其他因素相同的情况下，子女健在个数越多，意味着患者的家庭经济支付能力可能更强，以及亲人有更多时间和精力对其进行生活照料，从而影响就诊单位的选择，尤其是需要住院治疗的农村老年人。在调查样本中，门诊治疗的患者农村老年人家庭年收入的对数均值为 5.306 元，子女健在个数 2.841 个，而住院患者家庭年收入的对数均值与子女健在个数为 8.109 元、3.003 个，数值均高于门诊。

以往的研究结果表明，个体特征可能会对患者的就医方式选择产生影响（Heller，1982；封进，2009）。年龄越大，生病的概率就越高，所患疾病可能更加严重。在所有样本中，门诊患者平均年龄为 63.479 岁，住院患者平均年龄为 64.714 岁，且受教育年限比门诊患者稍高。此外，与门诊患者相比，住院患者的农村老年人中男性偏多（本书中农村老年人门诊和住院医疗机构选择行为影响因素实证模型各自变量的定义和描述性统计见表 6-7 和表 6-8）。

表 6-7　门诊变量定义与描述性统计（对就诊机构的选择）

变量名称	变量定义	均值	标准差
年龄	农村老年人实际年龄（周岁）	63.479	8.759
性别	女 = 0；男 = 1	0.426	0.495
受教育年限	农村老年人受教育年限（年）	4.793	3.998

续表

变量名称	变量定义	均值	标准差
婚姻状况	“您现在的婚姻状况?” 未婚或其他=0；已婚=1	0.750	0.433
健康等级	健康评级，差（Ⅰ）=1；一般（Ⅱ）=2；好（Ⅲ）=3	2.207	0.756
家庭年收入	上年家庭年收入（元）的对数	5.306	4.179
子女健在个数	“您现在有多少个存活的儿子和女儿?”（个）	2.841	1.544
交通距离	“您距离可选择的最近门诊医疗机构的距离”（公里）	5.996	10.346
医疗设备	“您是否要求门诊医疗机构有先进的医疗设备?” 无=0；有=1	0.210	0.408
村卫生所补偿比例	村卫生所门诊补偿比例（%）	50.532	2.260
乡镇卫生院补偿比例	乡镇卫生院门诊补偿比例（%）	42.094	3.239
门诊补偿封顶线	门诊补偿封顶线（百元）	6.060	1.267

表 6-8 住院变量定义与描述性统计（就诊机构选择）

变量名称	变量定义	均值	标准差
年龄	农村老年人实际年龄（周岁）	64.714	10.606
性别	女=0；男=1	0.522	0.500
受教育年限	农村老年人受教育年限（年）	6.709	4.053
婚姻状况	“您现在的婚姻状况?” 未婚或其他=0；已婚=1	0.751	0.433
健康等级	健康评级，差（Ⅰ）=1；一般（Ⅱ）=2；好（Ⅲ）=3	2.144	0.803
家庭年收入	去年家庭年收入（元）的对数	8.109	2.124
子女健在个数	“您现在有多少个存活的儿子和女儿?”（个）	3.003	1.708
交通距离	“您距离可选择的最近住院医疗机构的距离”（公里）	23.865	30.300
医疗设备	“您是否要求住院医疗机构有先进的医疗设备?” 无=0；有=1	0.722	0.449

续表

变量名称	变量定义	均值	标准差
乡级医院补偿比例	乡镇卫生院住院补偿比例（%）	83.816	2.941
县级医院补偿比例	县级医院住院补偿比例（%）	69.189	3.547
县外医院补偿比例	县外医院住院补偿比例（%）	43.183	4.708
住院补偿封顶线	住院补偿封顶线（万元）	7.055	1.822

第三节　实证结果分析

一、门诊医疗机构选择影响因素分析

如表 6-9 所示，给出了以村卫生所为基准组，农村老年人患者门诊医疗机构选择影响因素的多项 Logit 模型总体回归结果。同时，该模型测算了变量的相对风险比（Relative Risk Ratio，RRR）。

表 6-9　农村老年人门诊医疗机构选择总体多项 Logit 结果（样本数=605）

变量	乡镇卫生院		县级及县外医院	
	系数	RRR	系数	RRR
年龄	0.041** (0.019)	1.041	0.036** (0.018)	1.034
性别	0.328 (0.296)	1.388	0.316 (0.272)	1.372
受教育年限	0.080 (0.148)	1.083	0.076 (0.132)	1.079
婚姻状况	0.281 (0.331)	1.324	0.832** (0.341)	2.298

续表

变量	乡镇卫生院		县级及县外医院	
	系数	RRR	系数	RRR
健康等级	0.017 (0.215)	1.017	−0.368* (0.207)	0.692
家庭年收入	−0.114 (0.141)	0.892	−0.209* (0.134)	0.811
子女健在个数	−0.024 (0.096)	0.976	−0.314*** (0.100)	0.731
交通距离	0.014 (0.009)	1.014	0.010 (0.008)	1.010
医疗设备	1.449*** (0.400)	4.259	2.208*** (0.338)	9.098
村卫生所补偿比例	−0.683*** (0.140)	0.505	−0.860*** (0.133)	0.423
乡镇卫生院补偿比例	0.474*** (0.131)	1.606	−0.422*** (0.113)	0.656
门诊补偿封顶线	1.690*** (0.152)	5.419	−0.385** (0.144)	0.144
常数项	−0.223 (9.670)	—	60.439*** (8.978)	—
	Log likelihood = −360.522 LR chi^2 (24) = 569.38 Prob > chi^2 = 0.0000 Pseudo R^2 = 0.4412			

注：*、**、***分别表示在10%、5%、1%统计水平上显著，括号内为稳健性标准误。

（1）新农合补偿机制的影响。新农合补偿机制也是农村老年人门诊机构选择的重要影响因素。回归结果表明，村卫生所补偿比例越高，农村老年人患病后选择乡镇卫生院和县级及县外医院的可能性降低；而乡镇卫生院的补偿比例越高，患病农村老年人选择乡镇卫生院的可能性更高，同时选择县级及县外医院的可能性降低。从相对风险比可以看出，随着村卫生所补偿比例的提升，农村老年人患者寻求乡镇卫生院门诊服务的概率是村卫生所的 0.505 倍，农村老年人患者寻求县级及县外医院门诊服务的概率是村卫生所的 0.423 倍。而乡镇卫生院补偿比例越高，农村老年人患者寻求乡镇卫生院门诊服务和县级及县外医院门诊服务的概率是村卫生所的 1.606 倍、0.656 倍。此外，门诊补偿封顶线越高，农村老年人患者更倾向于选择乡镇卫生院就诊，选择县级及县外医院就诊的可能性降低。由此可见，总体而言，新农合补偿机制对农村居民医疗机构选择有重要影响。基层医疗机构的门诊补偿比例越高，农村老年人就越倾向于在基层医疗机构接受医疗服务，而并非一味追求城市医疗机构的门诊服务。

（2）医疗环境的影响。医疗环境与农村老年人门诊就诊机构选择的关系表明，医疗设备是农村老年人的门诊机构选择的显著因素，而交通距离对农村老年人门诊机构选择行为无显著影响。当其他条件不变时，对医疗设备有要求的农村老年人患病后选择乡镇卫生院和县级及县外医院的概率分别是选择村卫生所概率的 4.259 倍、9.098 倍。同理可以推出，要求医疗机构有先进设备的患者选择县级及县外医院的概率是选择乡镇卫生院医院就诊的概率的 2.136 倍（9.098/4.259），即对医疗设备有要求的患者选择县级医院及县外医院的可能性高于选择村卫生所。这与我国城乡医疗资源配置有关。与城市相比，农村医疗机构无论在医疗软件还是硬件设备都处于弱势，也再次印证了前文的结论。

（3）家庭结构与个人特征的影响。其中，门诊单位的选择与性别与受教育年限无关，而是与年龄、婚姻状况、健康等级，家庭收入与子女健在个数有关。年龄越大的农村老年人，要么选择乡镇卫生院，要么选择县级及县外医院门诊服务。已婚的农村老年患者更多倾向于县级及县外医院就诊。健康状况较好的农村老年人较为自信，不需要到县级医院进行住院治疗。家庭收入越高与子女健在个数越多，选择县级及县外医院就诊的概率越低。

为进一步地分析农村老年人患病后门诊医疗机构选择的健康差异，表 6-10 描述了同样以村卫生所为基准组，患病农村老年人门诊就诊单位选择的分群体回归结果。

表 6-10 农村老年人门诊医疗机构选择分群体多项 Logit 结果

变量	健康等级（Ⅰ）		健康等级（Ⅱ）		健康等级（Ⅲ）	
	乡镇卫生院	县级及县外医院	乡镇卫生院	县级及县外医院	乡镇卫生院	县级及县外医院
年龄	0.111*** (0.037) (1.117)	0.120*** (0.033) (1.127)	-0.048 (0.059) (0.953)	0.066* (0.040) (1.068)	0.007 (0.030) (1.007)	-0.181*** (0.070) (0.834)
性别	0.150 (0.511) (1.162)	-0.056 (0.445) (0.946)	1.497 (1.157) (4.468)	-0.258 (0.566) (0.773)	0.263 (0.638) (1.301)	0.401 (0.947) (1.493)
受教育年限	-0.137 (0.286) (0.872)	0.052 (0.199) (1.053)	-1.323* (0.784) (0.266)	-0.117 (0.279) (0.890)	0.200 (0.234) (1.221)	0.239 (0.478) (1.270)
婚姻状况	0.395 (0.702) (1.484)	2.073*** (1.415) (7.949)	0.920 (1.211) (2.509)	0.703 (0.683) (2.020)	0.091 (0.559) (1.095)	-1.779 (1.136) (0.169)
家庭年收入	-0.406* (0.242) (0.666)	-0.099 (0.197) (0.906)	-1.371** (0.676) (0.254)	-0.262 (0.277) (0.770)	0.687** (0.309) (1.988)	-0.623 (0.467) (0.536)
子女健在个数	-0.286 (0.190) (0.751)	-0.673*** (0.195) (0.510)	0.858 (0.578) (2.358)	-0.513** (0.219) (0.599)	-0.007 (0.159) (0.993)	0.348 (0.264) (1.416)
交通距离	0.029* (0.017) (1.029)	0.035** (0.015) (1.036)	0.079* (0.042) (1.082)	-0.029 (0.019) (0.971)	0.013 (0.018) (1.013)	-0.005 (0.029) (0.995)
医疗设备	1.060* (0.599) (2.886)	1.776*** (0.502) (5.906)	2.428 (1.670) (11.336)	3.086*** (0.726) (21.889)	0.902 (0.726) (2.464)	1.995** (0.976) (7.352)

续表

变量	健康等级（Ⅰ）		健康等级（Ⅱ）		健康等级（Ⅲ）	
	乡镇卫生院	县级及县外医院	乡镇卫生院	县级及县外医院	乡镇卫生院	县级及县外医院
村卫生所补偿比例	−0.540** (0.235) (0.583)	−0.752 (0.551) (0.471)	−1.058 (0.742) (0.347)	−0.803* (0.422) (0.448)	−0.212 (0.259) (0.809)	−1.986*** (0.567) (0.137)
乡镇卫生院补偿比例	0.475** (0.217) (1.608)	−0.185 (0.168) (0.831)	1.789** (0.735) (5.983)	−1.049*** (0.248) (0.350)	0.792*** (0.297) (2.208)	−1.154*** (0.396) (0.315)
门诊补偿封顶线	2.066*** (0.291) (7.893)	−0.282 (0.225) (0.754)	6.542*** (1.702) (693.673)	−0.379 (0.361) (0.685)	0.587** (0.236) (1.799)	−0.891* (0.496) (0.410)
常数项	−12.562 (16.365)	38.359*** (12.865)	−58.679 (45.983)	83.074*** (19.265)	−29.675 (21.642)	162.719*** (42.864)
样本数	248		234		123	
	Log likelihood = −146.166 LR chi^2 (22) = 249.90 Prob > chi^2 = 0.0000 Pseudo R^2 = 0.4609		Log likelihood = −70.725 LR chi^2 (22) = 348.55 Prob > chi^2 = 0.0000 Pseudo R^2 = 0.6113		Log likelihood = −71.469 LR chi^2 (22) = 103.11 Prob > chi^2 = 0.0000 Pseudo R^2 = 0.4191	

注：*、**、***分别表示在10%、5%、1%统计水平上显著，第二行括号内为稳健性标准误，第三行括号内为相对风险比。

新农合补偿机制对农村老年人就诊机构的选择具有明显的健康差异。回归结果表明：第一，村卫生所补偿比例越高，健康等级为Ⅱ和Ⅲ的农村老年患者选择县级及县外医院就诊的可能性就会降低。健康等级为Ⅰ的农村老年患者选择乡镇卫生院就诊的可能性也降低。第二，乡镇卫生院补偿比例越高，三类健康等级的农村老年人选择乡镇卫生院就诊的可能性会更高，但同时健康等级为Ⅱ和Ⅲ的农村老年人选择县级及县外医院就诊的可能性显著降低。第三，门诊补偿封顶线越高，三个健康等级的农村老年人选择乡镇卫生院就诊的可能性会更高，且健康等级为Ⅲ的农村老年人选择县级及县外医院就诊的可能性显著降低。这说明，新农合门诊补偿比例和门诊封顶线如果向基层医疗机构倾斜，身体不好的农村老年人更倾向选择基层医疗机构就诊，而身体健康的农村老年人则降低选择高层次医院的概率。因为健康状况较好的农村老年人较为自信，不需要到县级及以上医院进行门诊治疗。

医疗环境因素与门诊就诊机构选择的关系表明。一方面，交通距离只对健康等级为Ⅰ和Ⅱ的农村老年人就诊行为选择有显著影响。以村卫生所为对照组，对健康等级为Ⅰ的农村老年人而言，距离可选择最近的门诊医疗点越远时，患者选择到乡镇卫生院和县级及县外医院接受治疗分别是村诊所就诊概率的 1. 029 倍和 1. 036 倍；在健康等级为Ⅱ的农村老年人群体中，距离可选择最近的门诊医疗点越远的患者，更倾向于选择到乡镇卫生院接受治疗。这意味着，出于对疾病程度的重视，健康状况越差的农村老年人患者选择治疗机构较少看重就诊距离的影响，可能更看重医疗机构的技术水平和治疗效果。另一方面，在健康等级为Ⅰ的农村老年群体中，对医疗设备有要求的患者更倾向于选择到乡镇卫生院和县级及县外医院接受治疗，且当其他条件不变时，对医疗设备有要求的患者选择县级及县外医院就诊的概率是选择乡镇卫生院就诊的概率的 2. 046 倍（5. 906/2. 886）；而在健康等级为Ⅱ和Ⅲ的农村老年患者中，对医疗设备有要求的患者更倾向选择到县级及县外医院接受治疗，同时他们选择县级及县外医院就诊的概率比健康等级为Ⅰ的农村老年人要高。这也许是因为，对于健康状况较好的两个农村老年群体而言，门诊是对他们疾病的初步诊断，是判断其是否住院或后续治疗的“门槛”，为保持其优良的健康状况或避免未来可能产生更多的住院费用开支，对医疗设备有要求的健康农村老年人更愿意选择到高级别医疗机构接受治疗。

另外，从家庭结构和个人特征的回归结果来看。性别在三个健康等级的农村老年人的就诊单位选择中均未通过显著性检验，而其他要素对三类健康老年群体就诊单位选择行为的影响各不相同。其中家庭经济状况好、健康等级为Ⅰ和Ⅱ的患者会显著降低乡镇卫生院就诊的概率，但家庭经济状况好、健康等级为Ⅲ的患者会显著增加乡镇卫生院就诊的可能性。子女健在个数只会显著影响健康等级为Ⅰ和Ⅱ的农村老年人选择县级及县外医院接受治疗的可能性，且符号都为负。受教育程度高且健康等级为Ⅱ的患者会显著降低选择乡镇卫生院就医的概率。已婚且健康等级为Ⅰ的患者会更多选择县级及县外医院就诊。

二、住院医疗机构选择影响因素分析

同门诊就诊单位也略有不同，村级卫生室以因自身设施条件和技术水平等问题，往往不能为患者提供住院服务。这样患者选择住院医疗机构的范围至少是乡镇级别及以上的医疗卫生机构。为了便于分析，本书将农村老年人患者住院单位选择分为三级，即乡级医院、县级医院、县外医院。表 6-11 以乡级医院为对照组，建立影响农村老年人患者住院单位选择影响因素的多项式回归模型。

表 6-11　农村老年人住院医疗机构选择总体多项 Logit 结果（样本数=381）

变量	县级医院		县外医院	
	系数	RRR	系数	RRR
年龄	0.039 (0.026)	1.040	0.019 (0.023)	1.019
性别	-0.709 (0.523)	0.492	0.193 (0.458)	1.213
受教育年限	-0.117** (0.059)	0.890	0.031 (0.057)	1.031
婚姻状况	0.052 (0.606)	1.053	-0.139 (0.546)	0.870
健康等级	-1.030** (0.431)	0.357	-0.697* (0.412)	0.498
家庭年收入	0.217* (0.127)	1.242	0.383*** (0.112)	1.467
子女健在个数	-0.181 (0.155)	0.834	0.024 (0.136)	1.024
交通距离	0.019*** (0.005)	1.019	0.018*** (0.005)	1.018

续表

变量	县级医院		县外医院	
	系数	RRR	系数	RRR
医疗设备	0.975* (0.525)	2.651	1.094** (0.476)	2.986
乡级住院补偿比例	-0.158** (0.074)	0.854	-0.173*** (0.066)	0.841
县级住院补偿比例	1.803*** (0.240)	6.068	0.247 (0.197)	1.280
县外住院补偿比例	0.287 (0.182)	1.332	1.031*** (0.161)	2.804
住院补偿封顶线	0.487 (0.327)	1.627	1.207*** (0.291)	3.343
常数项	-124.255*** (19.420)	—	-58.440*** (15.945)	—
	Log likelihood = -149.398 LR chi^2 (26) = 466.02 Prob > chi^2 = 0.0000 Pseudo R^2 = 0.6093			

注：*、**、***分别表示在10%、5%、1%统计水平上显著，括号内为稳健性标准误。

四个新农合补偿因素中，只有乡级住院补偿对住院患者选择县级医院或县外医院都产生显著负向影响，也就是说乡级住院补偿比例越高，患者选择县级医院和县外医院的可能性会越低，选择概率分别是乡级医院的0.854倍、0.841倍。而县级医院补偿比例的提升，促使患者更倾向选择县级医院；县外医院补偿比例的提高，患者会更倾向选择县外医院。这表明，和门诊费用不同，住院费用总支出更多，且在新农合分级补偿中，乡级补偿比最高，对住院患者更有吸引力，因而住院患者更多倾向于选择基层医院就医。但由于住院患者较门诊患者更看重医疗技术与治疗效果，如果县级医院或县外医院补偿比例更高，患者则更愿意到级别高的医疗机构接受住院治疗。此外，还需注意住院补偿封顶线越高，患者更倾向于到县外医院就诊。以上的分析说明，新农合补偿机制中虽然乡级医院报销比最高，但政策稍微向高级别医院倾斜，农村老年人患病后更倾向选择级别高的医疗机构就医。

医疗环境因素中交通距离和医疗设备显著影响农村老年人住院医疗机构选择。以乡镇级医疗机构为对照，交通距离对其住院单位选择产生显著正向影响，即距离医疗点越远的患者，更倾向于选择到县级及以上医疗机构接受住院治疗。这说明较门诊患者住院患者更多考虑自身病情，就诊医疗机构的技术水平和治疗效果，较少看重就诊距离。医疗设备对住院患者医疗机构选择的影响与门诊机构选择类似。即对医疗设备有要求的患者更倾向选择级别高的医疗机构就诊，从相对风险比可以看出，对医疗设备有要求的农村老年人选择县级医院及县外医院的概率分别是乡级医院概率的2.651倍和2.986倍。

家庭结构因素中家庭年收入与患者住院医疗机构选择显著正相关，子女健在个数无显著性影响。家庭经济状况好的患者要么选择县级医院就诊，要么选择县外医院就诊，可能的解释是，收入高的家庭具有较高的支付能力，因此患病时选择县及以上单位治疗，他们认为县及以上医院医疗技术更好，就诊环境更优越，治疗更有效。另外，个人特征因素中年龄、性别和婚姻状况与患者住院医疗机构选择无关，与受教育年限和健康等级有关。受教育年限越高，患者选择县级医院治疗的可能性降低；数据表明，健康等级越高的患者选择县级医院或县外医院就诊的概率是乡级医院的0.357倍和0.498倍。这说明身体越不健康的农村老年人，更倾向选择级别高的医疗机构就诊。

但从健康差异的角度来看，各个因素对不同健康等级的农村老年人住院医疗机构选择的影响不尽相同。具体回归结果见表6-12。

表6-12　农村老年人住院医疗机构选择分群体多项Logit结果

变量	健康等级（Ⅰ）		健康等级（Ⅱ）		健康等级（Ⅲ）	
	县级医院	县外医院	县级医院	县外医院	县级医院	县外医院
年龄	0.024 (0.032) (1.024)	-0.005 (0.030) (0.995)	0.076 (0.054) (1.079)	0.096* (0.056) (1.101)	0.068 (0.056) (1.070)	0.038 (0.051) (1.039)

续表

变量	健康等级（Ⅰ）		健康等级（Ⅱ）		健康等级（Ⅲ）	
	县级医院	县外医院	县级医院	县外医院	县级医院	县外医院
性别	0.027 (0.623) (1.027)	0.824 (0.598) (2.280)	-0.250 (0.973) (0.779)	-0.711 (0.912) (0.491)	0.073 (1.238) (1.076)	0.283 (1.121) (1.327)
受教育年限	-0.126* (0.071) (0.882)	0.025 (0.075) (1.025)	-0.127 (0.132) (0.881)	0.051 (0.141) (1.052)	0.001 (0.126) (1.001)	0.236* (0.135) (1.266)
婚姻状况	-0.012 (0.716) (0.988)	-0.085 (0.696) (0.919)	-1.065 (1.319) (0.345)	-1.498 (1.231) (0.224)	2.082 (1.429) (8.020)	1.280 (1.415) (3.597)
家庭年收入	0.184 (0.151) (1.202)	0.408** (0.173) (1.504)	0.033 (0.226) (1.033)	0.192 (0.213) (1.212)	0.481* (0.286) (1.618)	0.742** (0.290) (2.100)
子女健在个数	-0.153 (0.178) (0.858)	0.083 (0.161) (1.087)	-0.368 (0.402) (0.692)	-0.590 (0.395) (0.554)	0.397 (0.321) (1.487)	0.234 (0.287) (1.264)
交通距离	0.028*** (0.008) (1.028)	0.033** (0.016) (1.034)	0.012* (0.007) (1.012)	0.010 (0.007) (1.010)	0.064* (0.034) (1.066)	0.082** (0.034) (1.085)
医疗设备	1.388** (0.630) (4.007)	1.554** (0.612) (4.730)	1.908* (1.032) (6.740)	1.933* (1.022) (6.910)	0.358 (1.288) (1.430)	-0.057 (1.254) (0.945)
乡级医院住院补偿比例	-0.176** (0.078) (0.839)	-0.205*** (0.072) (0.815)	-0.104 (0.124) (0.901)	-0.022 (0.114) (0.978)	-0.221 (0.165) (0.801)	-0.275 (0.172) (0.760)
县级医院住院补偿比例	1.612*** (0.261) (5.013)	0.324 (0.232) (1.383)	1.534*** (0.413) (4.637)	0.276 (0.363) (1.318)	2.522*** (0.686) (12.453)	0.422 (0.529) (1.525)

续表

变量	健康等级（Ⅰ）		健康等级（Ⅱ）		健康等级（Ⅲ）	
	县级医院	县外医院	县级医院	县外医院	县级医院	县外医院
县外医院住院补偿比例	0.287 (0.213) (1.332)	0.926*** (0.196) (2.524)	0.369 (0.314) (1.466)	1.212*** (0.303) (3.360)	0.413 (0.414) (1.511)	1.144 (0.743) (3.139)
住院补偿封顶线	0.567 (0.383) (1.763)	1.196*** (0.366) (3.307)	0.616 (0.628) (1.852)	1.823*** (0.601) (6.190)	0.977** (0.496) (2.656)	1.737 (1.514) (5.680)
常数项	-110.840*** (21.670)	-56.627*** (19.056)	-115.984*** (34.885)	-86.361*** (31.610)	-186.225*** (56.05)	-80.134** (41.744)
样本数	154		128		99	
	Log likelihood = -43.697 LR chi^2 (24) = 214.83 Prob > chi^2 = 0.0000 Pseudo R^2 = 0.710		Log likelihood = -49.605 LR chi^2 (24) = 148.09 Prob > chi^2 = 0.0000 Pseudo R^2 = 0.5988		Log likelihood = -32.152 LR chi^2 (24) = 144.70 Prob > chi^2 = 0.0000 Pseudo R^2 = 0.6923	

注：*、**、***分别表示在10%、5%、1%统计水平上显著，第二行括号内为稳健性标准误，第三行括号内为相对风险比。

首先，新农合补偿机制中只有县级住院补偿比例对不同健康等级的农村老年人住院医疗机构选择的作用及方向一致。乡级医院补偿比例越高，健康等级为Ⅰ的农村老年人同时降低选择县级或县外医院的概率，数据显示，乡级补偿比例越高，该类患者选择县级医院就诊的概率是乡镇卫生院的0.839倍，选择县外医院的概率是乡镇卫生院的0.815倍。县外医院补偿比例越高，健康等级为Ⅰ和Ⅱ的农村老年人会选择县外医院就诊的概率更高。住院补偿封顶线越高，健康等级为Ⅰ和Ⅱ的农村老年人更倾向选择县外医疗住院治疗，而健康等级为Ⅲ的农村老年人则更倾向选择县级医院治疗。这说明，新农合分级报销比例对身体不好的农村老年人住院医疗机构选择影响显著，基层医院报销比例提高对健康良好的农村老年人住院医疗机构选择影响不显著。

其次，交通距离对三类健康等级的农村老年人住院医疗机构选择的影响显著但存在细微差别。交通距离越远且健康等级为Ⅱ的农村老年人，更倾向选择县级医院就医，但在相同条件下健康等级为Ⅰ和Ⅲ的农村老年人，要么选择县级医院就医，要么选择县外医院就医。概而言之，对于健康状况最好和最差的农村老年人而言，距离医疗机构越远，其更倾向选择高级别医疗机构治疗。此外，医疗设备只对健康等级为Ⅰ和Ⅱ的农村老年人住院医疗机构选择起到显著正向影响，即对设备有要求的健康等级为Ⅰ和Ⅱ的农村老年人要么选择县级医院，要么选择县外医院就诊。可能的解释是，身体不好的农村老年人对自己的健康状况更不自信，担心当前所患疾病与自己曾患的慢性病有关或者是担心疾病复发以及产生的并发症等，如果他们对设备有要求，可能会选择较高一级的医院进行全面的治疗。

最后，年龄、受教育年限和家庭人均年收入对不同健康等级的农村老年人住院医疗机构选择的影响各不一样。健康等级为Ⅱ且年龄越大的农村老年患者，选择县外医院就诊的概率更高；受教育程度越高且健康等级为Ⅰ的农村老年人，选择县级医院就医的可能性降低，相同条件下健康等级为Ⅲ的农村老年人，选择县外医院就诊的概率更高；健康等级为Ⅰ且家庭经济状况好的患者更倾向选择县外医院就医，健康等级为Ⅲ且家庭经济状况好的患者要么选择县级医院就医，要么选择县外医院就医。

第四节　本章小结

本章考察了农村老年人门诊和住院医疗机构选择行为的影响因素及其健康差异。研究表明，总体而言，就医环境和新农合补偿政策是影响农村老年人门诊和住院医疗机构选择的重要影响因素。首先，医疗设备都正向显著影响农村老年人门诊及住院医疗机构选择行为，希望医院有先进医疗设备的患者更倾向选择到高一级的医院就诊，这也从侧面反映了我国城乡医疗资源配置的不公平。交通距离对患者门诊机构选择影响不显著，但对住院机构选择影响显著。其次，门诊医疗机构补偿机制可以吸引农村老年患者尽可能到基层医院就医，从而实现新农合“就近就医”的初衷，可住院医疗机构补偿机制中虽然乡级医院补偿措施可以促进农村老年人到基层医院就诊，但是如果县级医院或县外医院补偿比例有所提高，患者更倾向选择县级医院或县外医院就医。这两者之间的区别主要有以下三点：第一，门诊补偿范围主要覆盖村卫生所和乡镇卫生院，再加上门诊费用支出较住院支出要少，所以促进患者“就近就医”的效果更为明显；第二，新农合保大病原则使其覆盖范围扩大到县外医院，再加上住院患者较门诊患者病情更为严重，如果补偿措施向高一级医院倾斜，患者更倾向选择高一级医院就医；第三，现有医疗保障制度基本保障了有医疗需要的人都获得相应的医疗资源，在模型中表现为健康等级与门诊和住院医疗机构选择负相关。

另外，我们从分群体的回归结果来看，医疗设备对三类健康等级的农村老年人的门诊机构选择影响显著，但在住院机构选择中，只显著影响健康等级为Ⅰ和Ⅱ的农村老年人。交通距离对三类健康等级的农村老年人的住院机构选择产生显著作用，但只对健康等级为Ⅰ和Ⅱ的农村老年人的门诊机构选择产生显著作用。总体而言，就医环境对健康不佳的农村老年人的就诊机构选择作用更大。在新农合补偿机制方面，分级报销比例与门诊封顶线对不同健康等级的农村老年人门诊机构选择产生不同的显著作用，可以说新农合门诊补偿机制促进的农村老年人较为合理地利用基层医疗资源。但在住院报销补偿中，虽然高级别医院补偿比例与住院封顶线补偿的提高对不同健康等级的农村老年人住院机构选择产生不同影响，但基层医院报销比例倾斜只能促进身体不好的农村老年人“就近就医”。这说明了不同健康状况农村老年人对住院就诊机构的选择，是综合考虑自身身体因素和医疗保障等因素而做出的行为选择，对于健康等级差的农村老年人而言，基本实现了住院医疗服务的充分利用，但新农合补偿机制没能促进健康等级好的农村老年人更多利用基层住院服务，他们更倾向选择县级医院接受住院治疗，这属于医疗资源的浪费。

第七章　结论与政策含义

第一节　结论

本书在对国内外关于健康与医疗服务的基础理论、农村老年人健康及医疗服务利用影响因素的研究以及相关文献进行系统分析和梳理的基础上进行了一些探讨。首先，从宏观上分析总结了我国农村医疗卫生服务事业的变迁情况与各阶段的不同特征，并从城乡差异角度分析了我国农村医疗资源配置现状，并对我国农村医疗保险制度的演变发展与制度设计进行较为深入的分析和探讨，从而为后续的实证研究构建了较为现实的制度背景；其次，基于健康测度理论，构建了评级农村老年人健康指标，以福建省为实地调研区域，分析样本农村老年人的健康状况并进行健康分类，为下文从健康差异角度考察农村老年人医疗服务利用奠定基础；最后，对农村老年人医疗服务利用进行实证研究，主要分为两部分：研究一明确回答了不同要素对农村老年人就诊决策与医疗费用支出的影响作用，分析不同健康等级农村老年人门诊服务和住院服务利用的区别；研究二考察了医疗保险、医疗环境及医疗服务可及性等要素对农村老年人患病后医疗机构选择的影响，那么门诊和住院是否不同？不同健康等级的农村老年人又是否有差异？通过以上规范分析和实证研究，本书最终得出如下结论：

第一，我国人口老龄化、高龄化速度快且农村的情况更为严重，农村老年人易患疾病的发病率也在逐步上升。而目前存在相当比例的农村老年人因为病情不严重导致应就诊而未就诊，因经济困难导致应住院而未住院，农村老年人健康状况并不乐观。

从日常生活能力来看，大部分农村老年人在日常生活能力方面有不同程度的功能障碍。不到两成的农村老年人日常基本生活能够自理，超过八成农村老年人的基本生活完全不能自理或需求他人帮助，且近七成农村老年人不能独立参与社会活动。从认知能力来看，不到一成的农村老年人认知功能完全正常，大部分农村老年人精神状态不佳。从患有慢性病种数来看，超过七成农村老年人至少患有一种慢性病，而且心脑血管疾病是主因。最后，从健康差异的角度来看，不同健康等级农村老年人的健康存在年龄、性别、婚姻状况和受教育程度差异。总体而言，50~59 周岁的农村老年人总体健康状态最好，女性健康状况要比男性的好，未婚农村老年人的健康状况优于已婚农村老年人，随着受教育程度的提高，农村老年人总体健康水平更高。

第二，新农合补偿机制是影响农村老年人就诊决策的关键因素，但其在对门诊和住院决策中的作用上还是有一定的区别。

在门诊治疗决策阶段，新农合分级报销比例与门诊补偿封顶线对促进农村老年人门诊就诊选择有积极作用，这是农村老年人对分级报销比例与年度门诊最高支付限额综合考虑做出的理性选择，期望能从新农合制度中得到更多优惠。但在住院治疗决策中，乡级医院、县级医院补偿比例与住院补偿封顶线能显著影响农村老年人住院治疗选择，可县外医院补偿比例的作用却不显著。这可以说明高层次医院的价格补偿并不能促进农村老年人的门诊就诊概率的提高。

另外，不管是门诊还是住院，新农合对不同健康等级的农村老年人的就诊决策的影响存在健康差异，尤其是高级别医院的报销补偿与补偿封顶线对健康较差的农村老年人的影响更大。总体而言，当前的新农保补偿标准促进理性参保农村老年人根据自身健康需求进行就医决策，提高农村老年人医疗服务利用率，但是新农合分级报销中高级别医院报销补偿对身体不好的农村老年人作用更大，这是我国城乡医疗资源配置不均衡的有力表现，说明价格补贴到位，身体不健康的农村老年人更偏爱选择高级别的医院。

第三，新农合补偿机制、高科技医疗检查与就诊单位会显著影响农村老年人门诊和住院的医疗总支出与自付医疗支出。

新农合补偿机制的作用体现在：一方面，从总体结果来看，门诊和住院有相似之处但也有差别。其中封顶线补偿对门诊和住院支出的影响与方向一致，因为封顶线的提高，有可能使病患更频繁使用很多数量的医疗服务。但乡镇卫生院报销比例的提高会影响农村老年人住院总支出和自付支出的增加，因为乡镇卫生院是我国最基层的住院医疗机构，所以这不一定意味着是医疗服务的过度使用。但乡镇卫生院报销比例在门诊中只影响自付费用的上涨，可能是由于农村老年人预期自付医疗支出降低，从而对医疗服务价格的敏感性变弱，导致参合农村老年人门诊自付费用上涨。这也说明级别稍高的医疗机构补偿倾斜对农村老年人门诊支出的影响更大，级别低的医疗机构补偿倾斜对农村老年人住院支出的作用更大。另一方面，从分类群体差异来看，低层次门诊医疗机构报销比例促进身体健康的农村老年人增多医疗服务支出，但是稍高级别门诊医疗机构报销比例则对身体不健康的农村老年人作用明显，这有可能是由病患和医生双方的道德风险造成，存在医方供给诱导需求。但是低级别住院医疗机构报销倾斜对所有健康等级的农村老年人的医疗支出都产生显著影响，这很可能是医疗有效消费不足或被抑制的释放。

医疗高新科技提高了医生诊断的效率，也造福了患者。医院作为营利性机构将先进设备所增加的成本将转接到患者身上。在研究结果中发现，高科技医疗检查显著增加了农村老年患者的门诊、住院医疗总支出与自付支出。但是在分健康等级群体结果中，高科技医疗检查对所有健康等级的农村老年人的门诊医疗总支出与自付支出影响都显著，但在住院支出与自付支出中，要么对身体健康的农村老年人产生作用，要么对身体不健康的农村老年人产生影响。

第四，无论是总样本模型还是在分群体模型，无论是门诊医疗总支出还是在自付门诊医疗支出，无论是住院医疗支出还是在住院自付支出，就诊单位均通过显著性检验。医疗机构级别越高，农村老年人的门诊和住院医疗支出则越多，这和预期一致，但是其效果比预测的更为显著。表面上看，级别越高的医院，医生专业技术、医疗设备、医院的环境等都更有优势，这也决定了高级别医疗机构服务价格也更高，从而导致老年患者医疗总支出更多，同时也加重其经济负担。可在住院报销政策中，病患农村老年人需同时遵守“就近就医”及“逐级转诊”的原则，这才能享受更多的价格补偿，对于那些不符合规定跨级别就医的患者享受的“优惠”就会减少，这也是推动其住院费用上涨的动力之一。

第五，医疗环境及新农合补偿机制对农村老年人就诊机构选择有显著作用，但也具有明显的健康差异。

在全样本门诊机构选择方面，与城市相比，我国农村医疗机构拥有的医疗资源处于劣势，对医疗设备有要求的患者选择县级医院及县外医院的可能性高于选择村卫生所的可能性。交通距离对农村老年人门诊机构选择行为的影响不显著。新农合补偿机制如果向基层医疗机构倾斜，农村老年人更愿意在基层医疗机构接受门诊治疗，落实了新农合“就近就医”原则。在分样本门诊机构选择方面，就诊距离对健康状况较差的农村老年人门诊机构选择有显著影响，这可能出于对疾病程度的重视，更重视医疗机构的业务水平。对医疗设备有要求的健康较好的农村老年人选择到高级别医疗机构的概率更高，这也许是对将来农村老年人的健康状况及避免产生更多住院医疗开支的考虑。新农合门诊补偿比例和门诊封顶线如果向基层医疗机构倾斜，身体不好的农村老年人更倾向选择基层医疗机构就诊，而身体健康的农村老年人因为对自身健康更自信，则会降低选择高层次医院的概率。

全样本住院机构选择结果显示，和门诊类似，希望医院有先进医疗设备的患者更倾向选择高一级医院住院治疗，这进一步反映我国城乡医疗资源配置不公平。和门诊不同的是，交通距离对住院机构的选择影响显著。此外，新农合补偿机制对住院医疗机构选择的作用也与门诊有差别，其中虽然乡级医院补偿措施可以促进农村老年人到基层医院就诊，但是如果县级医院或县外医院的补偿比例有所提高，患者更倾向选择县级医院或县外医院就医。这也说明一定程度上促进农村老年人就近住院治疗，同时也保障了有不同医疗需要的人都获得相应的医疗资源。分样本住院机构选择结果表明，和门诊不同的是，医疗设备与交通距离影响的群体不一样，医疗设备只影响健康等级为Ⅰ和Ⅱ的农村老年人的住院机构选择。交通距离对三类健康等级的农村老年人的住院机构选择产生显著作用。在住院报销补偿中，基层医院报销比例的提高促进身体不好的农村老年人就近住院治疗，高级别医院补偿比例与住院封顶线补偿的提高对不同健康等级的农村老年人住院机构选择产生不同影响。新农保在住院报销“健康有别”的现象，健康差的农村老年人根据自身的需求理性选择，充分利用住院医疗服务，但对于身体健康的农村老年人，新农合本应提高其就近住院治疗的概率，但新农合补偿政策却推动健康农村老年人到高层次医院就医，这与我国新农合制度设计初衷相违背。

第二节　政策启示

根据本书的分析结论，可以得到以下四点政策启示：

第一，要加强基层医疗机构建设，推进城乡医疗资源均等化。

当前由村卫生室（所）、乡镇卫生院和县级医院所组成的农村的三级医疗服务体系是保障农村居民医疗服务需求的重要网络。一般来说，村卫生室主要提供门诊服务，它是距离农村居民最近的医疗机构，且费用低；乡镇卫生院同时提供门诊和住院服务，医疗服务质量比村级医疗机构好，而且是村级和县级医疗服务机构的链接；县级医院医疗服务质量高，可医疗服务价格也高。新农合在制度设计上通过共付制（Co-payment）引导患者就近就医，调查发现在门诊患者中有43.47%的农村老年人选择村卫生所，然而住院患者中有53.81%的农村老年人选择县级医院就医。长期以来乡镇卫生院没有稳定的资金来源，在医疗设备、医疗技术等方面远远落后于县医院，不能满足参合农村老年人的需要，也就是说乡镇卫生院性价比不高（赵卫华，2009）。虽然在新农合制度设计上，县医院就诊费用的补偿比例低于乡镇卫生院，但如果乡镇卫生院的医疗服务质量不提高，单纯依靠补偿比例的倾斜来引导农村老年人基层就医的做法效果是有限的。本书也证明了乡级住院补偿比例的提高只对健康等级为Ⅰ即身体不健康的农村老年人的就诊机构选择有显著影响，而且高级别医院补偿比例提高，患者则倾向选择高级别医院住院治疗，这不仅增加农村老年人的医疗支出，而且还是对医疗保险基金的不合理使用，同时也降低了新农合的保障效果。因此，如何依靠质优的医疗服务吸引农村老年人在基层医院就医，减轻农村老年人疾病经济风险，提升农村老年人就医的便捷性，当前农村医疗卫生工作迫切需要解决的问题，其中提高乡镇卫生院的医疗服务质量是关键。

另外，医疗服务利用模型告诉我们，人们在产生医疗需要并要转化为有效医疗需求时，只有投入货币和时间才能产生健康产出。一般来说，由于城乡医疗资源配置差距悬殊，多数农村居民罹患重大疾病时需要到城市的大医院就医，与城市居民相比，农村病患就医时不仅要考虑医疗费用支出，而且还面临更多的交通、时间成本等间接医疗成本支出。因此，农村居民的实际治疗经济负担远大于城市居民。而且当共付率比较低时，医疗需求对价格缺乏弹性，需求量的提高会引起医疗机构的就医拥挤，间接增加就医的时间成本。可见，随着共付率的降低，时间成本在医疗需求中占越来越重要的比重。另外，医疗保障制度的普遍覆盖也使得缺乏弹性的医疗服务供方价格上涨，在医疗资源贫乏的地区尤其如此，“看病贵、看病难”成为目前我国农村居民面临的棘手问题。医疗保险作为医疗支出的风险分担机制，制度的设计并无法完全解决“看病贵、看病难”的问题，只能尽可能防止大病支出给少数贫困家庭带来的“因病致贫、因病返贫”现象。因此，在提高医保待遇的同时，需加强农村医疗基础设施建设，并增加对医疗服务供方的费用约束，这样才能保证医疗保险基金真正地补给“需方”而不是“供方”，从而更好地实现医疗保障的制度目标。

第二，满足农村老年人基本医疗需求，合理利用医疗资源。

研究表明，不同健康状况的农村老年人对医疗服务的需求偏好有所差异，虽然患者依据自身健康状况、治疗成本收益比较等因素的考虑，农村老年人未就诊有其合理性。当前，医疗保障制度的改革是农村医疗卫生改革的核心问题之一，而医疗保障制度改革的目标主要有两个：一是要控制医疗费用的过快上涨，二是要满足居民基本医疗服务需求，尤其是要确保农村老年人基本医疗服务的获得，切实减轻了其家庭的疾病经济负担。即政策希望达到的最佳状态是，不仅要避免医疗资源的浪费，还要根据疾病的严重程度，使患者得到充分的治疗。分析表明，新农合补偿政策对健康状况不佳的农村老年人就诊率与住院医疗支出效果更显著，保障高风险人群较多的占有医疗资源，满足其基本医疗需求，但是新农合补偿政策中如果县级医院补偿比例提高，则促使身体健康农村老年人到县级医院就医，这实则是医疗资源的浪费。目前我国医疗保险的发展与制度设计还无法对农村老年人的健康进行评估然后分类补偿，为了实行成本控制和资源的有效利用，公共政策应逐步开始关注新农合对不同健康农村老年人在使用医疗服务过程中可能引起过度需求和资源浪费的行为。

第三，逐步推进“住院统筹与门诊统筹兼顾”的模式，提高普通门诊补偿。

虽然新农合提升了农村老年人门诊的概率，但是对门诊支出产生的效果并没有像我们预计的那样。目前我国新农合制度遇到两难选择，一是如果把补偿重点放在发生频率高且治疗费用低的疾病种类，虽然扩大了受益面，但也导致了较高的管理成本，也增加了医疗保险基金允许风险；二是将有限的资金只用于补偿发生频率低但治疗费用高的风险较大的疾病，这样就会因为受益面过小而导致今后的医疗保险基金收缴困难。当前农村老年人的疾病已经逐步发展为心脑血管等慢性病为主要疾病。调查发现，高达 74.87%的农村老年人患有一种及以上的慢性病，尤其是健康等级为Ⅰ的农村老年人超过一半以上患有多种慢性病，而慢性病一般不需要住院，但需要长期服药，而新农合主要保住院，对门诊的保障力度很小，这就使得新农合并没有切实减轻慢性病人的经济负担。对于参合农村老年人而言，医疗保险实施效果的最直接的体现是购买保险后能够带来多大经济实惠，所以保险的补偿模式和标准就成为新农合更好地发挥降低农村老年人疾病经济风险和提高医疗服务利用水平作用的重要内容。但实际上，重大疾病和住院医疗发生的概率都比较小，真正影响农村老年人整体健康水平的是常见病和多发病。目前，各地区新农合制度主要解决的是大病补偿，门诊补偿比例偏低。因此，新农合应增加对普通门诊的保障力度，以及加强对慢性病等特殊门诊费用的补偿，提高农村老年人对门诊服务的利用。此外，在新农合补偿机制中，对于“大病”和“小病”的划分不能简单地等同于住院或者门诊，应根据医疗费用以及个人经济承受能力等具体确定。

第四，完善医疗保险支付方式，防止过度医疗。

实证研究发现，在住院患者中有 74.80%的农村老年人接受高科技医疗检查，而且高科技医疗检查对农村老年人门诊和住院医疗费用支出的上涨有显著影响。在控制医疗费用过度上涨方面，对医疗服务供给方的激励措施比对需求方的激励手段更有效。完善医疗保险支付方式是控制医疗服务供方的有效手段，不同的医疗费用支付方式会影响医疗服务供给方提供医疗服务的行为决策，因为不同支付方式会对医疗服务供给方产生不同的激励和引导作用，导致医疗费用和医疗服务质量等方面存在一定差异，进而对医疗服务的公平性和可及性、患者的满意度、医疗卫生资源的配置等方面都会产生截然不同的影响。之前以服务项目作为计量单位的后付制是我国广泛采用的医保费用支付方式。这种支付方式是在医疗服务行为完成后按实际费用进行计算，由于信息的不对称性，缺乏有效的监督与约束，很容易刺激医疗服务供方出现供给诱导需求行为，出现过度医疗等不良现象，最终导致医疗服务过快上涨，医疗资源浪费现象普遍存在。各国的实践证明，不存在单一、完美的最优医疗保险支付方式，任何一种方式都有利弊。因而，当前世界上大多数国家已经不再单一采用后付费制度，而转向预付费制度和按病种付费等综合支付方式。

建立混合式的支付制度，即按照一定的准则事先告知医疗机构治疗某类疾病，或负责某类人群医疗服务收费的定额。这种混合支付方式可以有效控制因为道德风险而产生医疗服务供给方的供给诱导需求行为，有效激励医疗机构、医务人员降低医疗成本，从而减轻患者的经济负担。尤其是在农村，“因病返贫”现象仍未消除。但预付费制和按病种支付、按人头支付等定额支付方式通常需要继续投入大量的基础数据收集工作，因为此类支付方式需要大量的标准病例和多年的统计数据分析。同时，为降低患者或医疗保险第三方的信息搜寻成本，引导患者合理选择医疗服务供给方，需要加强医疗服务质量信息的公开，从而促进医疗服务供给方之间的良性竞争，提高各级医疗机构的质量水平。

第三节　进一步研究展望

我们在对农村老年人医疗服务利用研究时不能忽略农村老年人的健康差异。但健康难以用一个独立综合指标来权衡。针对目前我国农村老年人主要是因为生理问题而利用医疗服务，所以本书采用的日常生活能力、认知能力和患有慢性病种数作为衡量农村老年人健康的指标。但是农村老年人作为一个特殊的弱势群体，更容易受到社会负性的打击，如体力下降劳动能力丧失致使收入减少，以致农村老年人在家庭中角色地位受到影响。在如此背景下，农村老年人易产生心理状况改变，出现一些心理健康问题，其中农村“空巢”老年人相比一般农村老年人更易受到影响，更易出现心理问题。在此同时，现代化进程中居住安排的变化使农村养老体制受到影响，农村老年人的心理健康状况势必会受到影响，尤其是当前农村“空巢”老年人心理问题突出。因此，对关于农村老年人的心理健康状况及其变动原因的研究应引起我们的关注，同时，如何使用生理和心理指标综合评价农村老年人的健康问题是下一阶段应重点关注和研究的问题。

另外，新农合的实施期望能够充分提高农村老年人的医疗服务利用率，合理利用医疗资源，提高农村老年人的健康水平。研究也证明，新农合确实能够增加农村老年人的医疗支出。但本书在研究新农合对医疗服务利用的作用时，并未深入研究就诊概率的提高或医疗支出的增加到底是来自于真正的有效需求的释放，还是来自于“道德风险”或医生的“诱导需求”。这两方面在现实中无法从医疗服务利用中准确地分解出来，所以很难进行测定。虽然在理论界关于此类问题有较为详尽的分析，但在实证的研究方法和测度指标上还需要进一步的探讨，这也是值得深入研究的主题。这个问题的研究，有利于清晰认识我国新农合补偿机制对不同健康等级的农村老年人医疗服务利用的作用机制。在统筹城乡医疗保障的进程中，补偿政策能够做到因健康差异而区别对待。

附　录

农村老年人医疗服务利用调查问卷

编码____省份____县（市）____乡镇____村____

您好，我是国家社会科学基金项目“基于健康差异的农村老年人医疗服务利用”调查组成员，非常感谢您在百忙之中抽出宝贵的时间接受我们的调查。我们正在做一项关于农村老年人医疗服务利用情况的调查。目的是了解农村老年人健康状况，掌握农村老年人群医疗健康需要和利用的变化的规律和影响因素，可以推动乡镇卫生院的建设和发展，合理配置农村医疗资源，以便更好为广大农村老年群体提供有针对性的医疗服务。您认真和真实的回答将对我们的研究起到至关重要的作用。此次调查纯属学术研究，问卷采取匿名的方式，请您不必有任何顾虑。以下问题，请在您认为合适的选项上打“√”，或在____内填写适当的内容，衷心感谢您的支持与合作！

第一部分　基本信息与家庭经济状况

1. 您的年龄？____周岁
2. 您的性别？　（1）男　　（2）女
3. 您受教育程度？

（1）小学及以下

（2）初中

（3）高中及以上

4. 您的婚姻状况？

（1）已婚

（2）离婚

（3）丧偶

（4）从未结婚

5. 您家庭人口数？（居住在一起）____人；您有多少个子女？（健在）____个

6. 您目前的居住状况？

（1）与家人同住

（2）独居

（3）养老院居住

（4）其他（请注明）____

7. 您现在主要的生活来源是？

（1）养老金（2）配偶（3）子女（4）孙子女（5）其他亲属（6）当地政府（7）自己劳动或工作（8）其他（请注明）____

8. 您们全家去年全年总收入是多少？____元

9. 离您家最近的门诊医疗机构有多远？____公里

10. 离您家最近的门诊医疗机构有多远？____公里

11. 您是否参加了新型农村合作医疗或城乡居民医疗保险？

（1）是　　　　（2）否

12. 您个人每年需要支付多少入保或参合费用（元）？____元

第二部分　健康状况

1. ADLs 和 IADLs 的评定内容

项目	自己无法独立完成	有点困难	没有困难	得分
ADLs				
吃饭	0	1	2	
洗澡	0	1	2	
穿衣	0	1	2	
上厕所	0	1	2	
控制大小便	0	1	2	
室内活动①	0	1	2	
IADLs				
串门	0	1	2	
购物	0	1	2	
做饭	0	1	2	
洗衣服	0	1	2	
连续走 2 里路	0	1	2	
提 5 公斤重的东西	0	1	2	
连续蹲下站起 3 次	0	1	2	
搭乘公共交通	0	1	2	

2. 简易智能精神状态检查量表（MMSE）

项目	答对	答错或无法回答	得分
定向力			
今年是哪一年	1	0	
现在是什么季节	1	0	
现在是几月份	1	0	
今天是几号	1	0	
今天是星期几	1	0	
您现在在哪个省（市）	1	0	

① 室内活动指上下床、坐在椅子或凳子上或从椅子或凳子上站起来。

续表

项目	答对	答错或无法回答	得分
您现在在哪个区（县）	1	0	
您现在在哪个乡（镇、街道）	1	0	
您现在在第几层楼	1	0	
这里是什么地方	1	0	
记忆力			
现在我要说三样东西的名称，在我讲完之后，请您重复说一遍。			
皮球	1	0	
国旗	1	0	
树木	1	0	
注意力和计算力			
100-7	1	0	
93-7	1	0	
86-7	1	0	
79-7	1	0	
72-7	1	0	
回忆力			
现在请您说出刚才我让您记住的那三样东西？			
皮球	1	0	
国旗	1	0	
树木	1	0	
语言能力			
（出示手表）这个东西叫什么？	1	0	
（出示铅笔）这个东西叫什么？	1	0	
复述“四十个苹果”	1	0	
请您念一念这句话，并且按上面的意思去做。“闭上您的眼睛”	1	0	
我给您一张纸请您按我说的去做，现在开始：“用右手拿着这张纸，用两只手将它对折起来，放在您的大腿上”。（不要重复说明，也不要示范	3	0	

续表

项目	答对	答错或无法回答	得分
书写能力测试			
您给我写一个完整的句子。(句子必须有主语、动词、有意义)	1	0	
请您按样子画图	1	0	

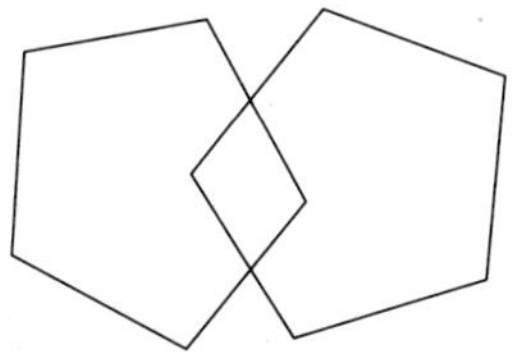

3. 您是否被医院诊断患有慢性疾病

(1) 患病　　　　　　　(2) 未患病

4. 目前您患的慢性病为（可多选）?

(1) 高血压病

(2) 高血脂

(3) 糖尿病

(4) 慢性支气管炎

(5) 肝脏疾病

(6) 心脏病

(7) 中风

(8) 肾脏疾病

(9) 胃部疾病或消化系统疾病

(10) 与记忆相关的疾病(如老年痴呆症、脑萎缩、帕金森症)

(11) 关节炎或风湿病

(12) 哮喘

(13) 癌症等恶性肿瘤

第三部分　医疗服务利用状况

1. 如果您生病，请问能及时到医院治疗吗？

（1）能（如选 1，请直接跳转 5）　　（2）不能

2. 您患病不去医院的原因是：

（1）经济困难

（2）路途远

（3）行动不便

（4）无人陪伴

（5）不愿意

（6）其他（请注明）____

下面我们要问问您过去四周到门诊看病或者接受治疗的情况（不包括住院）。

3. 过去四周里，您是否有过应该到医院看病而未看成的情况？

（1）是　　（2）否（如选 2，请直接跳转到 5）

4. 您需要到医院就诊而未实现的原因？

（1）之前已接受治疗

（2）病情不严重

（3）没钱看病

（4）没时间

（5）交通不便

（6）医疗服务态度不好

（7）认为治疗没有用

（8）其他

5. 过去四周里，您是否去医疗机构看过门诊医疗服务？

（1）是　　（2）否（如选 2，请直接跳转到 16）

6. 过去四周，您去过哪些医疗机构接受门诊治疗？

（1）县级以上医院

（2）县级医院

（3）社区卫生服务中心

（4）乡镇卫生院

（5）村卫生所

（6）其他（请注明）____

7. 您现在选择门诊医疗机构时是否希望该医疗机构有现代医疗设备？

（1）是

（2）否

8. 过去四周里，你到医疗机构就诊的次数？____次

9. 您过去四周实际花费的门诊医疗费用（包括挂号、各种门诊检查、药物、各种门诊治疗和其他非住院医疗开支）总计多少元？

总费用____元；其中自付部分____元。（如果自付部分为零元，请直接跳转到11）

10. 自付部分谁给您交得最多？

（1）自己

（2）子女

（3）亲属

（4）政府

（5）单位（包括村集体）

（6）保险

（7）借款

（8）捐赠

（9）其他（请注明）____

11. 从您家到这家医疗机构有几公里？____公里

12. 这次就诊的费用（包含诊疗费和药费）您使用或将使用哪种医疗保险报销？（可多选）

（1）新型农村合作医疗保险

（2）城乡居民医疗保险

（3）医疗救助

（4）商业保险

（5）其他医疗保险，请注明____

（6）没有保险

（7）有保险但不适用

13. 在您门诊治疗期间是否有接受下面几种高科技检查？
（1）胃镜或肠镜
（2）螺旋 CT
（3）MRI X-光
（4）彩超
（5）核磁共振
（6）您认为的其他类似项目
14. 您认为这次就诊，对您的身体健康改善效果怎么样？
（1）很好　（2）好　（3）一般　（4）不好　（5）很不好
15. 您对这次医务人员提供的医疗服务满意吗？
（1）非常满意　（2）满意　（3）一般　（4）不满意
（5）很不满意
下面我们想了解一下您过去一年接受住院治疗的情况。
16. 过去一年，是否有医生说您应该住院而没有住院的情况？
（1）有　（2）没有　（如选 2，请直接跳转到 18）
17. 您没去住院的主要原因是什么？
（1）没有钱
（2）不愿意住院
（3）住院也没有用，医院医疗条件差
（4）觉得问题很严重，住院也没用
（5）医院没有床位
（6）其他
18. 过去一年内，您住过院吗？
（1）是　（2）否（如选 2，请直接跳转到 30）
19. 过去一年，您接受过几次住院治疗？ ________次
20. 过去一年住院的总费用大概是多少？（只包括付给医院的费用，不包括陪护的工资、自己或家人的交通费和住宿费，但包括医院病房费。）
总费用____元；其中自付部分____元。（如果自付部分为零元，请直接跳转到 21）
21. 自付部分谁给您交得最多？
（1）自己
（2）子女

（3）亲属
（4）政府
（5）单位（包括村集体）
（6）保险
（7）借款
（8）捐赠
（9）其他____

我们想了解您在过去一年中，最后一次住院的详细情况。

22. 过去一年中，您最后一次接受住院治疗所在的医疗机构的类型是什么？

（1）县级以上医院
（2）县级医院
（3）社区卫生服务中心
（4）乡镇卫生院
（5）村卫生所
（6）其他（请注明）____

23. 您现在选择住院医疗机构时是否希望该医疗机构有现代医疗设备？

（1）是
（2）否

24. 从您家到这家医疗机构有几公里？____公里

25. 您在那里住了几晚？____

26. 您使用或将使用哪种医疗保险报销？（可多选）

（1）新型农村合作医疗保险
（2）城乡居民医疗保险
（3）医疗救助
（4）商业保险
（5）其他医疗保险，请注明____
（6）没有保险
（7）有保险但不适用

27. 在您住院治疗期间是否有接受下面几种高科技检查？

（1）胃镜或肠镜
（2）螺旋 CT

（3）MRI X-ray

（4）彩超

（5）核磁共振

（6）冠脉造影

（7）您认为的其他类似项目

28. 您认为这次就诊，对您的身体健康改善效果怎么样？

（1）很好　（2）好　（3）一般　（4）不好　（5）很不好

29. 您对这次医务人员提供的医疗服务满意吗？

（1）非常满意　（2）满意　（3）一般　（4）不满意

（5）很不满意

30. 你认为医院目前在医疗设备，医疗收费，医疗水平，服务质量等哪些方便需要改进？

再次感谢您抽出您的宝贵时间配合我们完成这份问卷，祝您及家人身体健康！

调查员：

调查日期：　　年　月　日

参考文献

[1] Arrow, K. J. Uncertainty and the Welfare Economics of Medical Care [J]. The American Economic Review, 1963 (5): 941-973.

[2] Aday, L. A. and Andersen, R. M. Models of Health Care Utilization and Behavia [J]. In Encyclopedia of Biostatistics: Wiley, 2005.

[3] Ahmad, Z. et al. Inequality and Poverty in China. International Change and Public policy, 1978 to 1988 [J]. The who Bank Economic Review, 1991 (2): 231-235.

[4] Acton, J. P. Nonmonetary Factors in the Demand for Medical Services: Some Emphasis on the Empirical Evidence [J]. Journal of Political Economy, 1975, 83 (3): 595-614.

[5] Currie, J. J. Gruber. Health Insurance Eligibility, Utilization of Medical Care, and Child Health [J]. The Quarterly Journal of Economics, 1996 (2): 431-466.

[6] Deb, S., Braganza J. Comparison of Rating Scales for the Diagnosis of Dementia in Adults with Down's Syndrome [J]. Journal of Intellectual Disability Research, 1999 (43): 400-407.

[7] Sen, A. Why health equity? [J]. Health Economics, 2002 (8): 659-666.

[8] Gerdtham, U. G. The Impact of Ageing on Health Care Expenditure in Sweden [J]. Health Policy, 1993, 24 (1): 1-8.

[9] Andersen, R. M. A Behaviral Model of Families' Use of Health Services [R]. Chicago: Center for Health Administration Studies, University of Chicago, 1968.

[10] Andersen, R. M. and J. F. Newman. Societal and Individual Determinants of Medical Care Utilization in the United States [J]. Milbank Mem Fund

Q: Health Society, 1973, 51 (1): 95-124.

[11] Andersen, R. M. Revisiting the Behavioral Model and Access to Medical Care: Does it Matter? [J]. Journal of Health and Social Behavior, 1995, 36 (1): 1-10.

[12] Andersen, R. M. and J. F. Newman. Societal and Individual Determinants of Medical Care Utilization in the United States [J]. Milbank Quarterly, 2005, 83 (4) Online-only.

[13] Akin, J. , C. Griffin, D. Guilkey and B. Popkin. The Demand for Primary Health Care Services in the Bicol Region of the Philippines [J]. Economic Development and Cultural Change, 1986, 34 (4): 755-782.

[14] Akin, J., D. Guilkey, P. L. Hutchinson, and M. T. Mcintosh. Price Elasticities of Demand for Curative Health Care with Control for Sample Selectivity on Endogenous Illness: An Analysis for SriLanka [J]. Health Economics, 1998, 7 (6): 509-531.

[15] Becker. A Theory of the Allocation of Time [J]. Economic Journal, 2005, (75): 493-517.

[16] Blas, E. and Kurup, A. S. et al. Equity, Social Determinants, and Public Health Programmes. World Health Organization, Geneva. Change, F. -R. Uncertainty and investment in health [J]. Journal of Health Economics, 1996 (15): 369-376.

[17] Borah, B. J. A Mixed Logit Model of Health Care Provider Choice: Analysis of NSS Data for Rural India [J]. Health Economics, 2006, 15 (9): 915-932.

[18] Buczko William. What Affects Rural Beneficiaries Use of Urban and Rural Hospitals? [J]. Health Care FinancingReview, 1992, 14 (2): 107-115.

[19] Chong-En Bai, Binzhen Wu. Health Insurance and Consumption: Evidence from China's New Cooperative Medical Scheme [J]. Journal of Comparative Economics, 2014 (42): 450-469.

[20] Cromwell, J., J. B. Mitchell. Physician - Induced Demand for Surgery [J]. Journal of Health Economics, 1986 (5): 293-313.

[21] Delattree, Dormontb. Testing for Supplier - Induced Demand Behavior: A Panel Data Study on French Physicians [R]. Thema Working Pa-

pers, 2000.

[22] Dardanoni, V. and A. Wagstaff. Uncertainty, Inequalities in Health and the Demand for Health [J]. Journal of Health Economics, 1987 (6): 283-290.

[23] Duan, N., W. G. Manning Wilard Jr., Morris Carl, Newhouse Joseph. A Comparison of Alternative Models for the Demand for Medical Care [J]. Journal of Business and Economic Statistics, 1983, 1 (2): 115-126.

[24] Evans, R. G. Supplier Induced Demand: Some Empirical Evidence and Implications [J]. The Economics of Health and Medical Care, 1974 (4): 162-173.

[25] Fuchs, V. R. The Supply of Surgeons and the Demand for Operations [J]. The Journal of Human Resources, 1978 (13): 35-56.

[26] Grossman, M. On the Concept of Health Capital and the Demand for Health [J]. Journal of Political Economy, 1972 (80): 223-255.

[27] Gertler, P. and J. van der Gaag. The Willingness to Pay for Medical Care: Evidence from Two Developing Countries [M]. Baltimore: The Johns Hopkins University Press, 1990.

[28] Gyimah-Brempong. Corruption Economic growth, and Income Inequality in Africa [J]. Economics of Governance, 2004 (3): 183-209.

[29] Gottret, P. E. Schieber, G. Health Financing Revisited. A Practitioner's Guides. The world Bank. Washington. DC, 2006.

[30] GÜnther Fink, Paul Jacob Robyn, Ali Sié, Rainer Sauerborn. Does Health Insurance Improve Health? Evidence from a Randomized Community-based Insurance Rollout in Rural Burkina Faso [J]. Journal of Health Economics, 2013 (32): 1043-1056.

[31] Heckman, J. J. Shadow Prices, Market Wages and Labor Supply [J]. Econometrica, 1974a (42): 679-694.

[32] Illsley, R. and Le Grand, J. The Measurement of Inequality in Health [A]. Health and economics Williams A, editor. London: Macmillam Press, 1986: 12-36.

[33] Ines Weinhold, Sebastian Gurtner, Understanding Shortages of Sufficient Health Care in Rural Areas [J]. Health Policy, 2014 (118): 201-214.

[34] Hurly, J. An Overview of the Normative Economics of the Health Sec-

tor in A. J. Culyer and J. P. Newhouse, ends [M]. North-holland Handbook of Health Economics, Amserdam: Elsevier, 2000.

[35] Katz, S, Ford A, Moskowitz R, Jackson B, Jaffee M. Studies of Illness in the aged, the Index of ADL: A Standardized Measure of Biological and Psychosocial Function [J]. Journal of the American Medical Association, 1963, 185 (12): 914-919.

[36] Kaplan, R. , J. P. Anderson. A Ceneral Health Policy Model: Update and Application [J]. Health Services Research, 1988 (2): 203-235.

[37] Kaija, D. and Okwi, P. O. Quality and Demand for Health Care in Rural Uganda: Evidence from 2002/03 Household Survey A Paper Prepared for the UNU - WIDER Conference on Advancing Health Equity [C]. Helsinki, 2006, (9): 29-30.

[38] Lawton, M. and Brody, E. Assessment of Older People: Self-Maintaining and Instrumental Activities of Daily Living [J]. The Gerontologist, 1969 (9): 179-186.

[39] Lei Xiaoyan, Lin Wanchuan. The New Cooperative Medical Scheme in Rural China: Does More Coverage Mean More Service and Better Health? [J]. Health Economics, 2009, 18 (S2): 25-46.

[40] Mckinlay, J. B., D. A. Potter, H. A. Feldman. Non-medical Influences on Medical Decisionmaking [J]. Social Science and Medicine, 1996 (42): 769-776.

[41] Mcguire, T. G. Physician Agency [M]. Handbook of Health Economics. Amsterdam: North-Holland, 2000.

[42] Mushkin, S. J. Health as an Investment [J]. Journal of Political Economy, 1962 (70): 129-157.

[43] Mechanic David, Edmund H. Stress V. Illness Behavior and the sick Role [J]. American Sociologiacal Review , 1961 (25): 52-58.

[44] Liang, Y., Lu, Z., Zhang, N. and Shen, L. Evaluation of Multi-dimensional Outcomes of Chronic Diseases: A Clinical Example from China [J]. Archives of Gerontology and Geriatrics, 2011 (52): 106-109.

[45] Martin Gulliford, Jose Figueroa - munoz, Myfanwy Morgan, et al. What does Accesss to Health Care mean? [J]. Jouranl of Health Services Re-

search and Policy, 2002, 7 (3): 186-188.

[46] Manning, W. G, Newhouse, J. P., Duan N., Keeler E. B., Leibowitz A., Marquise M. S. Health Insurance and the Demand for Medical Care: Evidence from a Randomized Experiment [J]. American Economics Review, 1987, 77 (3): 251-277.

[47] Mark, S Kaplan, Nathalie Huguet, David H Feeny, Bentson H McFarland., Self - reported Hypertension Prevalence and Income among Older Adults in Canada and the United States [J]. Social Science and Medicine, 2010 (6): 844-849.

[48] Martin Karlsson, Therese Nilsson, Carl Hampus Lyttkens, George Leeson. Income Inequality and Health: Importance of A Cross - country Perspective [J]. Social Science and Medicine, 2010 (6): 875-885.

[49] Molini, Vasco, Nubé, Maarten, Van Den Boom Bart. Adult BMI as A Health and Nutritional Inequality Measure: Applications at Macro and Micro Levels [J]. World Development, 2010, 38 (7): 1012-1023.

[50] M Grossman. On the Concept of Health Capital and the Demand for Health [J]. Journal of Political Economy, 1972 (80): 223-255.

[51] Mullaphy, John. Much Ado About Two: Reconsidering Retransformantion and the Two—Part Model in Heahh Econometrics [J]. Journal of Health, Economics, 1998 (17): 247-281.

[52] Nathanson, C. Illness and the Feminine Role: A Theoretical Review [J]. Social Science and Medicine, 1967, 9 (2): 57-62.

[53] Mwabu, G., M. Ainsworth and A. Nyamete. Quality of Medical Care and Choice of Medical Treatment in Kenya: An Empirical Analysis [J]. Journal of Human Resources, 1993, 28 (4): 838-862.

[54] Newhouse, Joseph P., Phelps and Charles E. New Estimates of Price and Income Elasticities of Medical Care Services, in R. N. Rosett, ed., The Role of Health Insurance in the Health Services Sector [M]. Universities National Bureau Conference Series No. 27, New York, 1976.

[55] Phelps, C. E, Health Economics, Reading [M]. MA: Addison-Wesley, 1986.

[56] Pauly, M. V. A Re-examination of the Meaning and Importance of

Supplier - induced Demand [J]. Journal of Health Economics, 1994, 13 (3): 369.

[57] Pechansky, R and Thomas W. The Concept of Access: Definition and Relationship to Consumer Satisfaction [J]. Medical Care, 1981, 19 (2): 127-140.

[58] Qian, D., R. W. Pong, A. Yin, K. V. Nagarajan and Q. Meng. Determinants of Health Care Demand in Poor Rural China: The Case of Gansu Province [J]. Health Policy and Planning, 2009, 24 (5): 324-334.

[59] Rice, T. H. The Impact of Changing Medicare Reimbursemnt Rates on Physician-induced Demand [J]. Medicial Care, 1983 (8): 803-815.

[60] Selden, T. M. Uncertainty and Health Care Spending by the Poor: the Human Capital Model Revisited [J]. Journal of Health Economics, 1993 (12): 109-115.

[61] Sibley, L. M, Weiner J. P. An Evaluation of Access to Health Care Services Along the Rural—urban Continuum in Canada [J]. BMC Health Services Research, 2011 (11): 20-30.

[62] Shi, W., Chongsuvivatwong, V., Geater, A., Zhang, J., Zhang, H. and Brombal, D. The Influence of the Rural Health Security Schemes on Health Utilization and Household Impoverishment in Rural China: Data From a Household Survey of Western and Central China [J]. International Journal for Equity in Health, 2010 (9): 7.

[63] Strsuss, J., P. J. Gertler, O. Rahman, K. Fox. Gender and Life-cycle Differentials in the Patterns and Determinants of Adult Health, In: T. P. Schultz (ed.), Investing in Women's Human Capital [M]. Chicago: University of Chicago Press, 1995.

[64] Stano, M. A Clarification of Theories and Evidence of Supplier-induced Demand for Physicians' Services [J]. Journal of Human Resources, 1987 (22): 611-620.

[65] Stano, M. An Analysis of the Evidence on Competition in the Physician Services Markets [J]. Journal of Health Economics, 1985 (4): 197-211.

[66] Tanner, James L., William C. Cockerham, Joe L. Spaeth. Predicting Physician Utilization [J]. Medical care, 1983 (21): 360-369.

[67] Victor, B. Kreng, Chi-Tien Yang, The Equality of Resource Allocation in Health Care Under the National Health Insurance System in Taiwan [J]. Health Policy, 2011 (100): 203-207.

[68] Verbrugge, L. Females and Illness: Recent Trends in Sex Differences in the United States [J]. Journal of Health and Social Behaviour, 1979 (17): 387-403.

[69] Van Doorslaer E., Philip Clarke , Elizabeth Savage. Horizontal Inequities in Australia' s Mixed Public Private Health Care System [J]. Health Policy, 2008 (86): 97-108.

[70] Whitehead, M. The Concepts and Principles of Equity and Health [J]. International Journal of Healthservices, 1992, 22 (3): 429-445.

[71] Wagstaff, A. and Van Doorslaer E. Equity in Healthcare Finance and Delivery [A]. Handbook of Health Economics [C]. 2000: 1803-1862.

[72] Wagstaff, A. Inequality Aversion, Health Inequalities and Health Achievement [J]. Health Econ, 2002, 21 (4): 627-641.

[73] World Health Organization, The World Health Report 2000: Health Systems: Improving Performance [EB/OL]. http: //www. who. int/whr/ 2000/ en /whr00_ en. pdf, 2000.

[74] Wagstaff, A., M. Lindelow, J. Gao, L. Xu and J. Qian. "Extending Health Insurance to The Rural Population: An Impact Evaluation of China's New Cooperative Medical Scheme [J]. Journal of Health Economics, 2009, 28 (1): 1-19.

[75] Xin Li, Wei Zhang. The Impacts of Health Insurance on Health Care Utilization Among the Older People in China [J]. Social Science and Medicine, 2013 (85): 59-65.

[76] Yu, B. R., Meng Q. Y. , Collins C., Tolburst R., Tang S. L, Yan F., Bogg L., Liu X. Y. How does the New Cooperative Medical Scheme influence health service utilization? A study in two provinces in rural China [J]. BMC Health Services Research, 2010 (10): 116.

[77] Yang, G., Kong, L., Zhao, W., et al. Emergence of Chronic Non-communicable Diseases in China [J]. The Lancet, 2008, 9650 (372): 1697-1705.

[78] Yip, W., H. Wang and Y. Liu. Determinants of Patient Choice of Medical Provider: A Case Study in Rural China [J]. Health Policy and Planning, 1998, 13 (2): 311-322.

[79] Zhang, X. H., Guan, T., Mao, J. and Liu, L. Disparity and its time Trends in Stroke Mortality between Urban and Rural Populations in China 1987 to 2001: Changing Patterns and Their Implications for Public Health Policy [J]. Stroke, 2007 (12): 3139-3144.

[80] 卞鹰，刘兴柱，雷海潮. 对卫生资源合理配置相关问题的思考 [J]. 中国卫生经济，1996 (10): 52.

[81] 陈在余，王洪亮. 农村居民收入及收入差距对农民健康的影响——基于地区比较的角度分析 [J]. 南开经济研究，2010 (5): 71-83.

[82] 程令国，张晔. “新农合”：经济绩效还是健康绩效？[J]. 经济研究，2012 (1): 120-133.

[83] 程令国，张晔，沈可. 教育如何影响了人们的健康？——来自中国农村老年人的证据 [J]. 经济学（季刊），2014 (10): 305-330.

[84] 陈华帅，魏强. 婚姻对老年健康与存活影响的经济学理论研究 [J]. 中国卫生经济，2009 (10): 9-13.

[85] 柴化敏. 中国城乡居民医疗服务需求与医疗保障的实证分析 [J]. 世界经济文汇，2013 (5): 107-119.

[86] 蔡立辉. 医疗卫生服务改革：采用分层次、多元化、竞争式提供模式 [J]. 经济研究参考，2010 (42): 34-35.

[87] 杜本峰，王旋. 农村老年人健康不平等的演化、区域差异与影响因素分析 [J]. 人口研究，2013, 37 (5): 81-90.

[88] 邓曲恒. 中国城镇地区的健康不平等及其分解 [J]. 中国社会科学院研究生院学报，2010 (5): 62-68.

[89] 代宝珍. 农村老年居民慢性病管理——基于构建新农合慢性病管理体系的视角 [J]. 中国农业大学学报（社会科学版），2014 (1): 1-16.

[90] 代英姿，王兆刚. 中国医疗资源的配置：失衡与调整 [J]. 东北财经大学学报，2014 (1): 47-53.

[91] 封进，余央央. 中国农村的收入差距与健康 [J]. 经济研究，2007 (1): 79- 88.

[92] 封进，李珍珍. 中国农村医疗保险制度的补偿模式研究 [J]. 经

济研究，2009（4）：103-115.

[93] 付晓光. 多层模型在农村居民医疗服务利用影响因素分析中的应用 [J]. 中国卫生统计，2013，30（3）：385-387.

[94] 付光伟. 人口老龄化视野的农村失能老年人长期照料 [J]. 重庆社会科学，2012（10）：27-31.

[95] 樊丽明，石绍宾. 城乡基本公共服务均等化研究 [M]. 北京：经济出版社，2011.

[96] 顾大男. 农村老年人年龄界定和重界定的思考 [J]. 中国人口科学，2000（3）：42-51

[97] 顾昕. 走向全民健康保险：论中国医疗保障制度的转型 [J]. 中国行政管理，2012（8）：64-69.

[98] 顾海. 中国统筹城乡医疗保障制度模式与路径选择 [J]. 学海，2014（1）：45-51.

[99] 顾和军，刘云平. 与收入相关的农村老年人健康不平等——基于中国城镇和农村的经验研究 [J]. 南方人口，2011（4）：1-9.

[100] 葛延风，贡森. 中国医改问题根源出路 [J]. 北京：中国发展出版社，2007.

[101] 葛凌霄，张亚斌. 城乡基本医疗卫生服务均等化的实证分析——基于泰尔指数的测算 [J]. 生产力研究，2010（7）：113-115.

[102] 高建民，杨金娟. 健康公平性概述 [J]. 卫生经济研究，2014（10）：51-54.

[103] 高梦滔. 新型农村合作医疗与农户卫生服务利用 [J]. 世界经济，2010（10）：79-97.

[104] 黄庆杰，占绍文. 我国农村医疗保障政策执行困难的政策分析 [J]. 学术探索，2003（4）：44-47.

[105] 黄枫，甘犁. 医疗保险中的道德风险研究 [J]. 金融研究，2012（5）：193-206.

[106] 胡宏伟，栾文敬，杨睿，祝明银. 挤入还是挤出：社会保障对子女经济供养农村老年人的影响 [J]. 人口研究，2012（2）：82-96.

[107] 胡宏伟. 城镇居民医疗保险对卫生服务利用的影响——政策效应与稳健性检验 [J]. 中南财经政法大学学报，2012（5）：21-28.

[108] 胡月，龚磊，陈福宽等. 农村老年居民健康状况及保健需求情

况调查［J］. 中国老年学杂志，2013，33（13）：3132-3134.

［109］胡月，龚磊，陈福宽等. 农村老年人自评健康状况的影响因素分析［J］. 中国卫生统计，2013，30（2）：232-234.

［110］胡晓义. 加快社会保障城乡统筹［J］. 社会保障研究，2012（1）：1-3.

［111］李玲，李影，袁嘉. 我国医疗卫生改革中道德风险的探究及其影响［J］. 中国卫生经济，2014（1）：5-10.

［112］解垩. 与收入相关的健康及医疗服务利用不平等研究［J］. 经济研究，2009（2）：92-105.

［113］解垩. 中国地区间健康差异的因素分解［J］. 山西财经大学学报，2011，33（8）：11-24.

［114］江金启，郑风田. 新农合真能促进农村居民就医吗［J］. 农业技术经济，2014（2）：26-35.

［115］金华旺，魏凤. 基于 SEM 的新型农村合作医疗制度保障能力影响因子分析［J］. 中国农业大学学报，2014，19（5）：255-262.

［116］姜向群，魏蒙. 中国高龄农村老年人日常生活自理能力及其变化情况分析［J］. 人口与发展，2015，21（2）：93-100.

［117］乐章，刘二鹏. 医疗服务对农村老年人失能状况的影响机制研究——基于 CLHLS 数据的经验分析［J］. 中国农业大学学报（社会科学版），2016，33（6）：124-132.

［118］刘远立，费朝晖. 论卫生保健的公平与效率［J］. 医学与社会，1998，11（3）：1.

［119］李少东，仲伟俊. 中国医疗服务公平与效率问题的实证研究［J］. 管理世界，2006（5）：146-147.

［120］李实，杨穗. 养老金收入与收入不平等对农村老年人健康的影响［J］. 中国人口科学，2011（6）：26-33.

［121］李越，崔红志. 农村老年人口主观生活质量与客观生活质量差异及形成机理的实证分析——基于对江苏省姜堰市坡岭村农户问卷调查的数据［J］. 农村经济，2013（12）：6-10.

［122］李明桥. 实施新型农村合作医疗门诊补偿政策对农民医疗需求与费用的影响［J］. 农业技术经济，2011（4）：58-70.

［123］李建新. 中国人口之殇［M］. 昆明：云南教育出版社，2013.

[124] 李建新，李春华. 城乡农村老年人口健康差异研究 [J]. 人口学刊，2014，36（5）：37-47.

[125] 李婷，张闫龙. 出生队列效应下农村老年人健康指标的生长曲线及其城乡差异 [J]. 人口研究，2014（2）：18-34.

[126] 刘宏，高松，王俊. 养老模式对健康的影响 [J]. 经济研究，2011（4）：80-93.

[127] 刘波，岳琳. 基于补偿比视角的新型农村合作医疗补偿机制研究 [J]. 农业技术经济，2013（3）：44-53.

[128] 骆为祥，李建新. 农村老年人生活满意度年龄差异研究 [J]. 人口研究，2011（6）：51-61.

[129] 骆琪，阎国光. 社会经济地位对农村老年人健康影响的实证检验 [J]. 统计与决策，2012（13）：81-94.

[130] 吕美晔，王翌秋. 基于四部模型法的中国农村居民医疗服务需求分析 [J]. 中国农村经济，2012（6）：59-71.

[131] 林相森，艾春荣. 对中国医疗服务利用不平等问题的实证检验 [J]. 中国人口科学，2009（3）：86-95.

[132] 林相森，舒元. 中国居民医疗支出的影响因素分析 [J]. 南方经济，2007（6）：22-30.

[133] 刘国恩，蔡春光，李林. 中国农村老年人医疗保障与医疗服务需求的实证分析 [J]. 经济研究，2011（3）：85-107.

[134] 李立明. 中国慢性病防治工作系统研究结题报告 [M]. 北京：中国协和医科大学出版社，2011.

[135] 孟琴琴，张拓红. 农村老年人健康自评的影响因素分析 [J]. 北京大学学报（医学版），2010（3）：258-263.

[136] 马志雄，丁士军. 基于农户理论的农户类型划分方法及其应用 [J]. 中国农村经济，2013（4）28-38.

[137] 孟庆跃. 医疗服务需求管理是解决“看病难，看病贵”的关键路径 [J]. 中国卫生政策研究，2011，4（6）：5-8.

[138] 宁满秀. 新型农村合作医疗制度对农户医疗负担的影响——基于供给者诱导需求视角的实证分析 [J]. 公共管理学报，2014（3）：59-69.

[139] 潘丹. 中国农村居民医疗服务利用影响因素分析 [J]. 农业技术经济，2010（7）：41-46.

[140] 齐良书. 收入、收入不均与健康：城乡差异和职业地位的影响 [J]. 经济研究，2006 (11)：16-26.

[141] 齐良书，李子奈. 与收入相关的健康和医疗服务利用流动性 [J]. 经济研究，2011 (9)：83-95.

[142] 饶克勤. 中国城市居民医疗服务利用影响因素的研究——四步模型法的基本理论及其应用 [J]. 中国卫生统计，2000，17 (2)：70-73.

[143] 宋璐，左冬梅. 农村老年人医疗支出及其影响因素的性别差异：以巢湖地区为例 [J]. 中国农村经济，2010 (5)：74-85.

[144] 佘秀英，巫建平. 城区与农村老年人心理健康状况的比较 [J]. 中国健康心理学杂志，2014，22 (22)：237-239.

[145] 宋月萍. 精神赡养还是经济支持：外出务工子女养老行为对农村留守农村老年人健康影响探析 [J]. 人口与发展，2014，20 (4)：37-44.

[146] 陶裕春，申昱. 社会支持对农村老年人身心健康的影响 [J]. 人口经济，2014 (3)：3-14.

[147] 唐丹，陈章明. 相同生活背景下农村老年人心理健康的性别差异及年龄相关变化 [J]. 中国老年学杂志，2011，31 (1)：118-121.

[148] 谭涛，张茜，刘红瑞. 我国农村老年人口的健康不平等及其分解——基于东中西部的实证分析 [J]. 南方人口，2015，30 (3)：57-68.

[149] 韦艳，刘旭东. 社会支持对农村老年女性孤独感的影响研究 [J]. 人口学刊，2010 (4)：41-47.

[150] 王俊. 中国政府卫生支出规模研究：三个误区及经验证据 [J]. 管理世界，2007 (2)：27-36.

[151] 王俊，龚强，王威. "老龄健康" 的经济学研究 [J]. 经济研究，2012 (1)：134-150.

[152] 王翌秋，张兵，吕美晔. 农村居民医疗服务利用影响因素的实证分析——以苏北五县为例 [J]. 江苏发展研究，2009 (2)：227-232.

[153] 王翌秋，雷晓燕. 中国农村老年人的医疗消费与健康状况：新农合带来的变化 [J]. 南京农业大学学报 (社会科学版)，2011 (2)：33-40.

[154] 王红漫. 按乡建院：能否得到理论支持 [J]. 中国国情力，2004 (8)：24-27.

[155] 王萍，高蓓. 代际支持对农村老年人认知功能发展趋势影响的追踪研究 [J]. 人口学刊，2011 (3)：70-79.

[156] 王新军，郑超. 医疗保险对农村老年人医疗支出与健康的影响 [J]. 财经研究，2014，40（12）：65-75.

[157] 王怀明，尼楚君，王翌秋. 农村居民收入和收入差距对健康的影响分析——基于医疗服务配置与利用视角 [J]. 农业技术经济，2011（6）：120-128.

[158] 王晓英，马方圆，宋志华等. 农村老年人的幸福度及影响因素调查分析 [J]. 中国农村卫生事业管理，2014，34（2）：193-195.

[159] 王洪亮，朱星姝. 中国农村老年人口健康差异的影响因素分析 [J]. 中国人口科学，2018（3）：109-128.

[160] 魏凤，金华旺. 农民视角下新农合保障能力及影响因素评估——基于宝鸡市 421 户参合农民的调研 [J]. 人口与经济，2012（4）：94-100.

[161] 向运华，姚虹. 城乡农村老年人社会支持的差异以及对健康状况和生活满意度的影响 [J]. 华中农业大学学报（社会科学版），2016（6）：85-92.

[162] 熊跃根，黄静. 我国城乡医疗服务利用的不平等研究——一项基于 CHARLS 数据的实证分析 [J]. 人口学刊，2016（6）：62-76.

[163] 邢海燕. 浙江省农村居民两周患病率及影响因素分析 [J]. 中国农村卫生事业管理，2006，26（1）：52-53.

[164] 姚兆余，张蕾. 新型农村合作医疗制度模式对农民就医行为的影响——基于苏南三市的比较分析 [J]. 南京农业大学学报（社会科学版），2013（1）：95-102.

[165] 姚兆余，陈雪玲，王翌秋. 农村老年人医疗服务利用及影响因素分析——基于江苏地区的调查 [J]. 中国农业大学学报（社会科学版），2014，31（2）：96-107.

[166] 叶春辉，封进，王晓润. 收入，受教育水平和医疗消费：基于农户微观数据的分析 [J]. 中国农村经济，2008（8）：16-24.

[167] 阎竣，陈玉萍. 农村老年人多占用医疗资源了吗？——农村医疗费用年龄分布的政策含义 [J]. 管理世界，2010（5）：91-95.

[168] 杨燕绥. 社会保障 [M]. 北京：清华大学出版社，2011.

[169] 杨湛，陈觉民，杨谦等. 医疗服务及其基本属性探讨 [J]. 现代医院管理，2005（1）：6-8.

[170] 杨清红. 医疗保障对农村老年人家庭医疗负担的经济效应——关于医疗保障与农村老年人医疗服务需求 [J]. 人口与经济, 2013 (6): 93-100.

[171] 杨清红. 农村医疗卫生服务的可及性研究——基于 CHNS 数据的实证分析 [J]. 暨南大学学报 (哲学社会科学版), 2012 (8): 82-88.

[172] 曾毅, 王正联. 我国 21 世纪东、中、西部人口家庭老化预测和对策分析 [J]. 人口与经济, 2014 (2): 1-10.

[173] 赵忠. 我国农村人口的健康状况及影响因素 [J]. 管理世界, 2006 (3): 78-85.

[174] 赵曼, 张广科. 新型农村合作医疗保障能力研究 [M]. 北京: 中国劳动社会保障出版社, 2008.

[175] 周晓媛, 毛正中, 蒋家林, 张引颖. 对新型农村合作医疗补偿方案中起付线的探讨 [J]. 中国卫生经济, 2008 (1): 47-49.

[176] 周淑梅. 农村医疗卫生服务的产品属性分析 [J]. 理论前沿, 2009 (22): 43-44.

[177] 周成超, 楚洁, 徐凌中. 农村空巢农村老年人健康自评状况及影响因素分析 [J]. 中国公共卫生, 2009, 25 (5): 559-561.

[178] 张丽, 童星. 农村老年居民住院服务利用及其影响因素研究——基于 CHARLS 数据的实证分析 [J]. 南京社会科学, 2014 (4): 67-74.

[179] 张宝平, 许红, 何中臣等. 重庆农村老龄人口健康状况调查及其对策研究 [J]. 中国卫生事业管理, 2012 (11): 870-872.

[180] 左冬梅, 李树茁. 基于社会性别的劳动力迁移与农村留守农村老年人的生活福利——基于劳动力流入地和流出地的调查 [J]. 公共管理学报, 2011, 8 (2): 93-99.

[181] 赵广川, 顾海, 郭俊峰. 社会经济地位变迁与医疗服务利用不平等: 2000—2011 [J]. 公共管理学报, 2016, 13 (2): 107-118.

后　记

我国正经历着人口、经济和社会的急剧转型，面临人口和社会发展的新局面。进入21世纪后，我国老年人口的规模日益扩大，而且人口老龄化“城乡倒置”现象明显。2010年，第六次全国人口普查数据显示，我国农村与城市60岁及以上的人口分别占人口总数的14.98%、11.48%。老年人由于身体机能日渐退化，患病率与发病率明显上升，医疗服务利用明显增加。但农村老年人不同的健康水平意味着他们医疗服务利用有所差异。因此，基于健康差异的视角对农村老年人医疗服务利用进行系统的实证研究，对进一步完善农村医疗保障制度以及基层医疗服务体系有重要的意义。

本书出版获得国家社会科学基金青年项目“基于健康差异的农村老年人医疗服务利用研究”（项目编号：15CGL069）和福建省“双一流”建设公共管理高原学科建设项目（项目编号：122-712018020）的资助。研究过程中得到福州市医疗保险基金管理中心部分领导和工作人员、福建省20多个乡镇村干部和老年村民等的大力支持，没有他们的帮助和辛勤工作，项目无法实施开展。

感谢福建农林大学郑庆昌教授、王文烂教授、徐学荣教授、黄和亮教授、宁满秀教授、周毕芬教授等，对研究选题、研究框架设计、研究工作的开展给予的指导与帮助；感谢杨国永副教授、黄建新副教授以及许佳贤老师在写作过程中给出的中肯建议。此外，本书的大部分内容是在美国奥本大学访学期间完成的，因此还要感谢奥本大学的张耀启教授，感谢张老师对我交流期间的照顾，及对我学术上的悉心指导，使我的思考更加深入、视野更加开阔、思路更加清晰。

感谢我的家人，正是他们在生活和精神上的支持使我充满勇气去迎接生活中的一个又一个挑战。感谢我的父母，父亲近40年的医生职业生涯让我对医疗保险与医疗卫生领域的认识更加深入，本书选择关注农村老年人健康与医疗服务利用问题也受此影响；感谢母亲一直给予我无微不至的关怀与照顾。感谢公公、婆婆，是你们的支持和理解，让我毫无后顾之忧做自己想做的事；感谢我的爱人，感谢你的理解与宽容，感谢你一路陪我走来，没有你，我的生活不会如此多姿多彩。最后要感恩的是上帝赐予我的一双儿女，当我惆怅、苦恼、彷徨时，你们的一个微笑、一个拥抱让我所有烦恼烟消云散，你们是我一生永远乐观向上、不断进取的力量源泉。

谢谢你们——所有关心帮助我的人，我会继续努力向前！

林晨蕾

2019 年 11 月

图书在版编目（CIP）数据

基于健康差异的农村老年人医疗服务利用研究／林晨蕾著．—北京：经济管理出版社，2020．7

ISBN 978-7-5096-7286-0

Ⅰ．①农…　Ⅱ．①林…　Ⅲ．①农村—老年人—卫生服务—研究—中国　Ⅳ．①R197．1

中国版本图书馆 CIP 数据核字（2020）第 133913 号

组稿编辑：张馨予
责任编辑：宋　娜　张馨予
责任印制：黄章平
责任校对：陈　颖

出版发行：经济管理出版社
（北京市海淀区北蜂窝 8 号中雅大厦 A 座 11 层　100038）
网　　址：www．E-mp．com．cn
电　　话：（010）51915602
印　　刷：北京玺诚印务有限公司
经　　销：新华书店
开　　本：720mm×1000mm／16
印　　张：12．25
字　　数：230 千字
版　　次：2020 年 8 月第 1 版　　2020 年 8 月第 1 次印刷
书　　号：ISBN 978-7-5096-7286-0
定　　价：98．00 元